首都医科大学附属北京友谊医院

脊柱术后加速康复外科（ERAS）临床路径

主　编　费　琦　杨　雍　倪国玉
副主编　李　想　孟　海　林吉生

北方联合出版传媒（集团）股份有限公司
辽宁科学技术出版社

图书在版编目（CIP）数据

脊柱术后加速康复外科（ERAS）临床路径 / 费琦，杨雍，倪国玉主编 . -- 沈阳：辽宁科学技术出版社，2025.1. -- ISBN 978-7-5591-3956-6

Ⅰ . R681.5

中国国家版本馆 CIP 数据核字第 2024KY3644 号

出版发行：辽宁科学技术出版社
（地址：沈阳市和平区十一纬路25号　邮编：110003）
印 刷 者：辽宁鼎籍数码科技有限公司
经 销 者：各地新华书店
幅面尺寸：130 mm × 184 mm
印　　张：5.5
字　　数：160千字
出版时间：2025年1月第1版
印刷时间：2025年1月第1次印刷
责任编辑：吴兰兰
封面设计：水　云
版式设计：隋　治
责任校对：闻　洋

书　　号：ISBN 978-7-5591-3956-6
定　　价：88.00元

投稿热线：024-23284363
邮购热线：024-23284502
E-mail:2145249267@qq.com
http://www.lnkj.com.cn

编 委 会

前　言

被誉为“加速康复外科”之父的Henrik Kehlet教授于1997年首次提出“加速康复外科（Enhanced Recovery After Surgery，ERAS）理念”，旨在以循证医学证据为基础，通过外科、麻醉、护理、营养等多学科协作，对涉及围术期处理的临床路径予以优化，通过缓解患者围术期各种应激反应，达到减少术后并发症、缩短住院时间及促进康复的目的。自ERAS理念提出以来，已有多个外科领域，如胃肠外科、减重外科和骨科等相继推行了ERAS临床管理路径。虽然在脊柱外科领域已有针对部分术式的加速康复专家共识，但目前仍然缺乏ERAS共识在医院科室特别是脊柱外科的临床路径具体落地实施指导，相关的著作及相关的参考书籍也很少。

本书是具体实施脊柱外科临床路径的首部著作，是由首都医科大学附属北京友谊医院骨科中心脊柱外科团队围绕“以人为本、功能至上、精准微创、无血无痛、快速康复”的ERAS核心理念，在参照上述国内ERAS共识的基础上，编写的一本介绍脊柱外科最常见术式包括经皮椎体成形术/椎体后凸成形术、经皮椎间孔内镜腰椎手术、单侧双通道脊柱内镜腰椎手术、腰椎后路开放手术、颈椎前路开放手术、颈椎后路开放手术六大类手术（7章）的ERAS具体落地实施的临床诊治路径的图书。本书主题内容为7章，每章都包括各个术式的ERAS临床路径、医师医嘱执行路径、护士医嘱执行路径和患者宣教手册，充分介绍了医护患康一体化的ERAS具体的临床执行流程。首都医科大学附属北京友谊医院骨科中心脊柱外科自2023年5月起在临床工作中执行该流程，已取得积极的成效，包括优化和降低医疗费用、提高医疗质量、降低患者并发症发生率以及改善患者就医感受等，对需要做脊柱外科手术的颈腰椎退变性疾病患者以及医院管理者也有很好的参考价值。

本书的编写获得了首都医科大学附属北京友谊医院各个相关专业专家的大力支持。

我们脊柱外科术后ERAS临床路径合作团队包括（按姓氏笔画排序）：

脊柱医师团队：于凌佳、白成瑞、包利、冯飞、孙海波、苏楠、李想、李锦军、杨雍、张国强、陈浩、陈萌萌、范子寒、林吉生、侍管、单建林、孟海、祝斌、费琦、贾璞、黎仲恩、格日勒

脊柱护理团队：安兢、李月、李惠玲、张颖锴、易祖玲、金凤、倪国玉、郭金玉、陈红、刘平平

手术室护理团队：王兢、陈晓敏

麻醉医师团队：王云、侯海军

康复医师团队：李凌、吴坚

营养医师团队：丁冰杰、石正莉

数据库管理：白天宇

首都医科大学附属北京友谊医院

费琦

目　录

第一章

经皮椎体成形术／椎体后凸成形术之骨质疏松性椎体压缩性骨折（局部麻醉＋强化）

第一节　ERAS 临床路径

适用对象

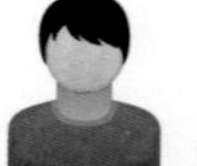

- 骨质疏松伴有病理性骨折（ICD-10：M80.9×A00），排除后方韧带复合体损伤
- 年龄：女性＞45 岁或绝经后，男性＞50 岁

术式：经皮椎体成形术或经皮椎体后凸成形术

诊断依据

病史：无明显外伤或低能量损伤导致的急 / 慢性胸背部或腰背部疼痛

体征：椎体压缩性骨折节段棘突出现叩痛和椎旁肌压痛，变换体位时（如翻身、起床）疼痛加重

辅助检查：

1. 椎体压缩性骨折的评估
2. 骨质疏松的评估
3. 鉴别诊断基础评估：应查红细胞沉降率（ESR）及 C- 反应蛋白（CRP），应关注用患者状态无法解释的 ESR 及 CRP 增高，排除可能存在的脊柱感染

方案选择依据

1. 诊断明确，症状明显，严重影响患者正常生活和活动
2. 无手术禁忌证：①严重心肺疾病或衰弱无法耐受手术（如无法俯卧）；②凝血功能障碍或有出血倾向患者；③严重精神或认知障碍；④严重椎体压缩，穿刺针及球囊置入困难

临床路径标准住院日为 2~5 天

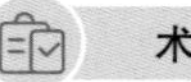

术前准备（入院第 1~3 天）

患者教育 → 长期医嘱 → 临时医嘱 [• 必需的检查项目 • 根据患者合并疾病情况选择的检查项目] → 术前需达到目标

手术日（入院第 2~4 天）

术前禁食禁水及输液 → 不常规抗感染 → 麻醉方式 → 手术方式 → 术中患者预处理 → 术中输液 → 术后当天观察 → 术后当天经口进食和康复锻炼

术后住院恢复（入院第 3~5 天）

必需的检查项目 → 术后镇痛及镇静 → 术后康复锻炼 / 术后营养支持 → 切口处理

出院（入院第 3~5 天）

出院标准　　出院医嘱及宣教

一、术前准备（入院第 1~3 天）

患者教育

1. 宣教：讲解手术方式、手术效果和手术风险；教会患者心肺康复的方法（如咳嗽、咳痰和行走锻炼）；教会患者正确的日常生活姿势、翻身方法，练习俯卧，至少能坚持 30 min；嘱患者加强饮食营养，低盐、高钙、优质蛋白质饮食
2. 抗骨质疏松药物治疗：碳酸钙、维生素 D、地舒单抗
3. 入院评估：
   - ✓营养状况评估（NRS2002）
   - ✓疼痛评估（VAS）
   - ✓焦虑抑郁评估（HAD）
   - ✓跌倒风险评估（Morse 跌倒评分）
   - ✓ VTE 风险评估（Caprini 评分）
4. 抗凝药物：不停用阿司匹林，服用双抗（抗凝和抗血小板）药物或华法林等入院后用低分子肝素替代

长期医嘱

1. 测血压（无高血压 qd，高血压 bid）
2. 测血糖：除糖尿病患者以外不常规测
3. 合并疾病用药：按照《椎体成形术和椎体后凸成形术加速康复实施流程专家共识》（中华骨与关节外科杂志，2019）执行
4. 疼痛评估：VAS 评分
5. 镇痛（超前 + 多模式）
   - ✓塞来昔布 1# bid
   - ✓降钙素 im

临时医嘱

必需的检查项目

1. 血常规 +CRP、尿常规、C21、术前凝血常规、血气（> 50 岁）、入院前全套（乙肝、丙肝、HIV、梅毒等）
2. 骨密度检查（DXA）
3. 骨标六项（骨代谢）
4. 胸椎 + 腰椎正侧位 X 线片 /CT
5. 胸椎 + 腰椎 MRI
6. 无法行 MRI 者予以全身骨扫描 + 断层扫描
7. 胸片、心电图

根据患者合并疾病情况选择的检查项目

1. 动态心电图
2. 心脏彩超
3. 心肌核素灌注 / 冠脉 CT/ 冠脉造影
4. 降钙素原
5. 双下肢静脉彩超
6. 骨扫描或 PET-CT
7. 其他恶性肿瘤排查相关指标
8. 血清炎性指标：ESR

术前需达到目标

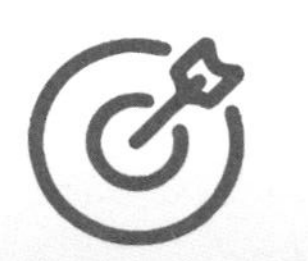

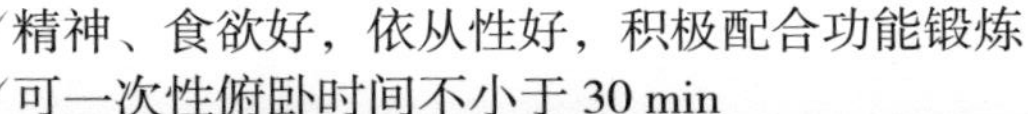

- ✓血压、血糖控制良好：空腹血糖控制在 5.6~10 mmol/L，随机血糖控制在 11.1 mmol/L 以内
- ✓精神、食欲好，依从性好，积极配合功能锻炼
- ✓可一次性俯卧时间不小于 30 min
- ✓合并疾病控制良好，ASA ≤ 3 级

二、手术日（入院第 2~4 天）

术前禁食禁水及输液

✓术晨 6:00 饮用一瓶“术能（355 mL）”
✓中午以后接台上午 10:00 再饮一瓶“术能（355 mL）”
✓术晨心脏药、甲状腺药等必需服用药物小口水送服

预防性抗感染药物

- 常规不用

麻醉方式

- 局部浸润麻醉 + 基础镇痛（强化）或局部麻醉

手术方式

- 经皮椎体成形术或经皮椎体后凸成形术

术中患者预处理

- 为了防止过敏反应，术中甲强龙 40 mg 静脉预处理

术中输液

- 术中无须补液，将液体输入控制在可维持麻醉用药的速度即可，不输入胶体液，以避免容量负荷过重导致心衰

术后当天观察

✓常规心电监护 2 h，回病房后不常规输液
✓重点观察患者有无以下情况：
- 下肢无力
- 呼吸困难
- 感觉异常
- 胸、腹部不适

术后当天经口进食和康复锻炼

- 术后 2 h 能够自主咳嗽，没有呛咳时可以尝试饮水和正常进食
- 术后 2 h 尝试坐起，若无不适可佩戴腰围下床行走

三、术后住院恢复（入院第 3~5 天）

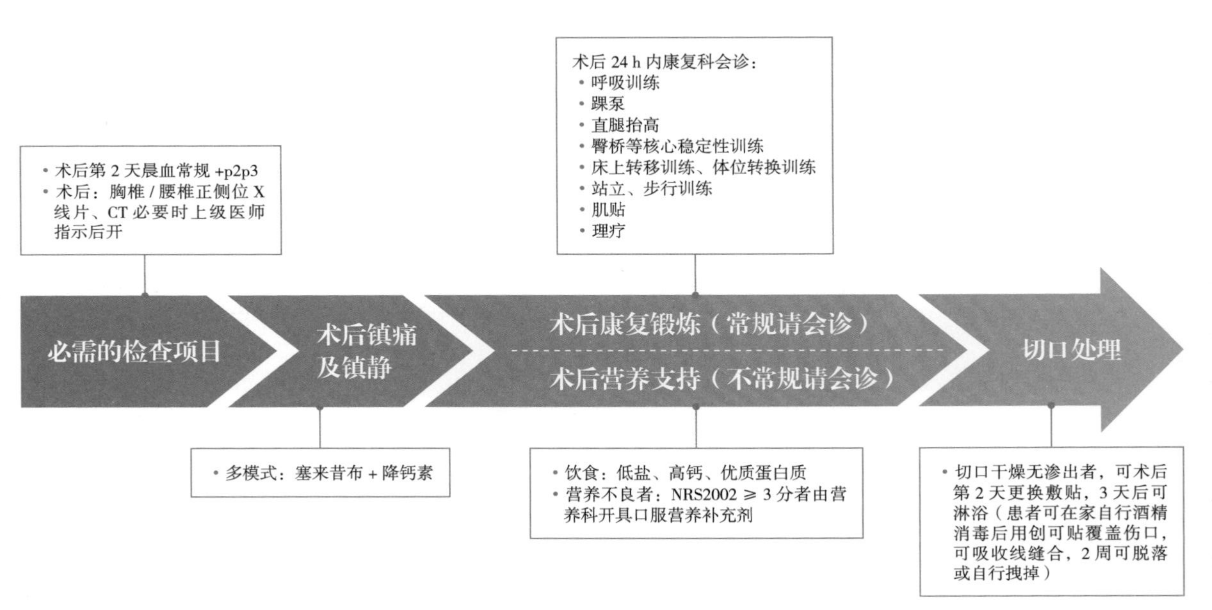

四、出院（入院第 3~5 天）

出院标准

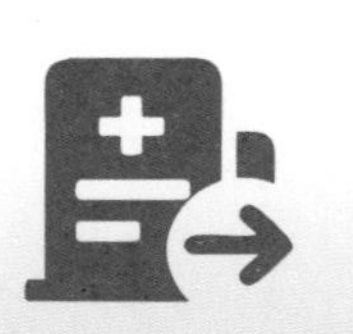

1. 患者生命体征平稳、精神食欲恢复、大小便正常
2. 切口干燥，无红肿、硬结等感染征象
3. 口服镇痛药（如选择性 COX–2 抑制剂塞来昔布）可有效控制疼痛，不影响患者睡眠和功能锻炼

出院医嘱及宣教

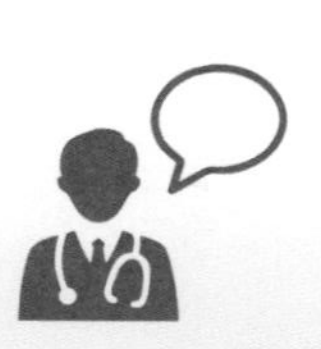

1. 出院带药：继续抗骨质疏松药物治疗，若存在慢性疼痛口服塞来昔布
2. 术后腰围佩戴 3 个月左右，1 个月去营养科和康复科门诊，继续功能锻炼和获得营养支持
3. 术后 2 周（根据预约挂号时间）患者家属门诊就诊（患者无特殊情况本人无须前往），术后 3 个月、6 个月、12 个月、2 年患者本人来门诊复查
4. 骨标六项（骨代谢指标）每半年复查一次，骨密度每年复查一次
5. 避免跌倒及外伤，有不适门诊随诊

第二节　医师医嘱执行路径

适用对象

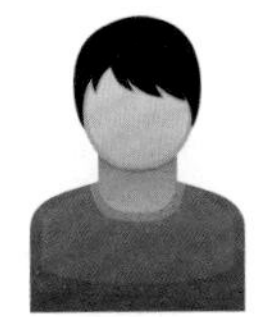

- 诊断：骨质疏松伴有病理性骨折；重度骨质疏松症；绝经后骨质疏松症（绝经后妇女必填）；合并的内科疾病、肿瘤疾病尽量补充完整，以增加病例组合指数 CMI
- 排除后方韧带复合体损伤
- 年龄：女性＞45 岁或绝经后，男性＞50 岁

术式：经皮椎体成形术或经皮椎体后凸成形术

一、术前医嘱（入院第 1~3 天）

长期医嘱	临时医嘱
Ⅰ级护理	血常规 +CRP
普食（根据患者饮食情况调节：糖尿病饮食、低盐低脂饮食等）	血型（病房）
卧床	尿常规（病房化验室）
测血压（qd，有高血压病史者 bid）	C21
测血糖（只限糖尿病患者，备注：空腹及三餐后长期）	DIC 初筛
碳酸钙 0.2 bid	HIV、梅毒、乙肝、丙肝
阿法骨化醇（或骨化三醇）0.5 μg qd	血气分析（50 岁以上，如果不合格，吸氧 2 h 后再次复查血气）
鲑降钙素 50 IU im qd（有不良反应用鳗降钙素 20 IU*1 支 im st，住院期间只用一次）	电脑多导联心电图

续表

长期医嘱	临时医嘱
塞来昔布 200 mg*1# bid	申请病房彩超（双下肢深静脉、肝胆胰脾肾）
内科疾病用药（既往有糖尿病、高血压等病史者）	申请 X 线（胸椎 + 腰椎）正侧位 + 胸片 申请胸椎 / 腰椎 CT 平扫 + 三维重建（联系外送）
抗凝药：不常规用，术前口服阿司匹林者无须停药，开 100 mg qd 长期医嘱；术前使用双抗抗凝者入院后替换为低分子肝素 0.4 mL ih qd，有明确血栓者，请相关科室会诊后调整用量	MRI 或骨扫描检查两者之一（首选 MRI）
	NRS 评分≥ 3 分请营养科会诊

备注：VTE 评分 + 腰椎 ODI 评分（主管医师质控，在病程上记录）
主管医师收患者——指导患者及家属扫二维码进行第二次宣教
主治医师术前谈话——指导患者及家属扫二维码进行第三次宣教

二、术前一日医嘱（入院第 1~3 天，均为即刻医嘱）

明日手术（备注：拟定明日在“局部麻醉 + 强化”下行经皮椎体成形术或经皮椎体后凸成形术）
术前禁食水［备注：术晨 6:00 饮用一瓶“术能”（多维碳水化合物饮品）；若中午 12:00 以后接患者，则上午 10:00 再饮用一瓶“术能”］
地西泮 5 mg po（备注：术前晚 9:00）
塞来昔布 200 mg（备注：术前晚）
降压药、扩张冠状血管药、甲状腺药（备注：术晨 6:00 小口水送服）

备注：不常规备皮，不灌肠

三、术后医嘱（入院第 2~4 天）

长期医嘱	临时医嘱
Ⅰ级护理、饮食	禁食水［术后 2 h 尝试饮水和普食（糖尿病患者为糖尿病饮食）］
测血压 qd（有高血压病史者 bid）	心电监护（数量：2）
测血糖（只限糖尿病患者，备注：空腹及三餐后长期）	C21
心电监护 2 h	氧气吸入（数量：2）
碳酸钙 0.2 g*1 片 bid	血常规（病房化验室）（备注：明晨）
阿法骨化醇（或骨化三醇）0.5 μg qd	P2+P3（备注：明晨）
鲑降钙素 50 IU*1 支 im qd（有不良反应用鳗降钙素 20 IU*1 支 im st，住院期间只用一次）	申请 X 线（备注：根据手术节段开胸椎或腰椎正侧位）
塞来昔布 200 mg*1# bid	地舒单抗 60 mg ih st（绝经后妇女和男性均用）
内科疾病用药（既往有糖尿病、高血压等病史者）	申请 CT+ 三维重建（备注：出现术中并发症或少见骨水泥渗漏者）
抗凝药：不常规用，术前口服阿司匹林者无须停药，开 100 mg qd 长期医嘱；术前使用双抗抗凝者入院后替换为低分子肝素 0.4 mL ih qd，有明确血栓者，请相关科室会诊后调整用量	请康复科会诊（指导锻炼）

备注：不常规使用抗生素，不常规输液（如果术后带回液体，术后 2 h 心电监护撤除时停用剩余液体及拔除套管针）
术后即刻患者在床上可以自由轴向翻身和活动四肢
术后 2 h 患者可佩戴腰围下地行走
患者术后回病房即评 VTE（主管医师质控），出院前必须完成康复科会诊

四、出院医嘱（入院第 2~5 天，均为即刻医嘱）

明日出院
停长期医嘱，改Ⅱ级护理
碳酸钙 0.2 g*1 片 bid（2 周量）
阿法骨化醇（或骨化三醇）0.5 μg qd（2 周量）
塞来昔布 200 mg*1 片 bid（2 周量）
降钙素喷鼻剂 1 瓶
其他内科药（根据患者病情需要或请示上级医师）

备注：预约骨科门诊（术后 2 周）、营养科门诊（NRS 评分 ≥ 3 分者）和康复科门诊（术后 1 个月的同一天）
做医疗结算，打印出院记录及证明
评 VTE 并打印 + 腰椎 ODI 评分（病程上记录，主管医师质控）

五、出院医嘱及宣教（出院记录上填写）

1. 出院带药：继续抗骨质疏松药物治疗 • 绝经后妇女和老年男性：碳酸钙 0.2 bid；阿法骨化醇（或骨化三醇）0.5 μg qd；降钙素喷鼻剂 1 瓶；地舒单抗 60 mg 皮下注射 1 次 / 半年（半年后门诊取药，遵医嘱长期使用）
2. 伤口定期换药（3~5 天患者居家自行使用酒精或碘伏擦拭、创可贴外敷，伤口线头 2 周左右按需拆线）
3. 术后腰围佩戴 3 个月左右（卧床休息时可摘除腰围），术后 1 个月去营养科和康复科门诊，继续获得营养支持和功能锻炼
4. 术后 2 周（根据预约挂号时间）患者家属门诊就诊（患者无特殊情况本人无须前往），术后 3 个月、6 个月、12 个月、2 年患者本人来门诊复查
5. 骨代谢指标每半年复查一次，骨密度每年复查一次
6. 避免跌倒及外伤，有不适门诊随诊

备注：主管医师指导患者及家属扫二维码进行第四次宣教

第三节　护士医嘱执行路径

适用对象

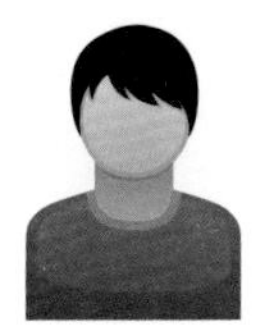

- 诊断：骨质疏松伴有病理性骨折；重度骨质疏松症；绝经后骨质疏松症（绝经后妇女必填）；合并的内科疾病、肿瘤疾病尽量补充完整，以增加 CMI
- 排除后方韧带复合体损伤
- 年龄：女性＞ 45 岁或绝经后，男性＞ 50 岁

术式：经皮椎体成形术或经皮椎体后凸成形术

一、入院流程

1. 备齐入院物品（二维码），入院扫二维码宣教
2. 文件书写，完善入院各项护理表单［体温单、入院评估单、自理能力量表、压疮风险、跌倒风险、营养风险表、焦虑抑郁量表 HAD、疼痛强度（≥ 6 分）、护理记录、健康教育］
3. 完善病历各项签字单签字，核对并佩戴腕带
4. 介绍病房环境，带入病房。24:00 后禁食水，晨起抽血

二、术前医嘱（入院第 1~3 天）

长期医嘱	临时医嘱
Ⅰ级护理	血常规 +CRP
卧床：向患者强调卧床重要性，查房时督促提高依从性，防止加重损伤，防止跌倒	血型（病房）

续表

长期医嘱	临时医嘱
普食：根据患者既往病史及医嘱对患者进行饮食指导	尿常规（病房化验室）
测血压：遵医嘱，异常汇报	C21
测血糖：遵医嘱，异常汇报	DIC 初筛
碳酸钙 0.2 g bid	HIV、梅毒、乙肝、丙肝
阿法骨化醇（或骨化三醇）2 粒 qd	血气分析（50 岁以上，如果不合格吸氧 2 h 后复查血气）
鲑降钙素 50 IU im qd（有过敏或不良反应者改用鳗降钙素 20 IU im st 一次）	电脑多导联心电图
塞来昔布 200 mg bid（超前镇痛）	申请病房彩超（双下肢深静脉、肝胆胰脾肾）
内科疾病用药（既往有糖尿病、高血压等病史者）	✓申请 X 线（胸椎正侧位 + 腰椎正侧位 + 胸片）（联系外送） ✓申请胸腰椎 CT 平扫 + 三维重建（联系外送） 向外送人员强调患者外出检查必须卧床的重要性，防止加重损伤
遵医嘱给予患者服药，并关注药物过敏史及副作用	
抗凝药：不常规用，术前口服阿司匹林者无须停药，开 100 mg qd 长期医嘱；术前使用双抗抗凝者入院后替换为低分子肝素 0.4 mL ih qd，有明确血栓者，请相关科室会诊后调整用量。遵医嘱给予患者抗凝药，并关注药物过敏史及副作用	MRI 或骨扫描检查两者之一（首选 MRI）
入院评估： ✓营养状况评估（NRS2002 和 MNA-SF）：术前 ✓疼痛评估（VAS）：术后 2 h/24 h/出院前 ✓焦虑抑郁评估（HAD）：术前 + 出院前 ✓跌倒风险评估（Morse 跌倒评分）：术前	入院 NRS 营养风险评估提示 ≥ 3 分通知主管医师请营养科会诊

三、术前一日医嘱（入院第 1~3 天，均为即刻医嘱）

明日手术（备注：拟定明日在“局部麻醉 + 强化”下行经皮椎体成形术或经皮椎体后凸成形术）
术前禁食水（术晨 6:00 前饮用完“术能”，由大夜班 6:00 前确认，若中午 12:00 以后接患者，则上午 10:00 前再饮用一瓶“术能”，由责任护士宣教）
地西泮 5 mg po（备注：术前晚 9:00）
塞来昔布 200 mg（备注：术前晚）
降压药、扩张冠状血管药、甲状腺药（备注：术晨 6:00 小口水送服）

备注：不常规备皮，不灌肠

四、术前护理医嘱

1. 心理护理
2. 用物准备评估：腰围、看护垫、便盆、尿壶
3. 功能训练：咳嗽、咳痰练习、戒烟、床上排便练习、轴向翻身方法、俯卧位练习、腰围佩戴练习、踝泵、直腿抬高练习
4. 术前准备：通知禁食水并挂标识、更换病号服、摘假牙及饰物、了解药物过敏史、消毒术区皮肤、进行手术标识
5. 文件书写：手术交接单、护理记录、ADL
6. 术晨：早上 6:00 前饮用完“术能”，由大夜班 6:00 前确认，若中午 12:00 以后接患者，则上午 10:00 前再饮用一瓶“术能”，由责任护士确认。大夜班确认术晨药服药到口情况，7:30 确认首台患者标识，消毒术区皮肤，更换病号服，测量生命体征，填写手术交接单，异常汇报

五、术后医嘱（入院第 2~4 天）

长期医嘱	临时医嘱
Ⅰ级护理：按照护理级别进行护理	禁食水［术后 2 h 尝试饮水和普食（糖尿病患者为糖尿病饮食）］
饮食：术后 2 h 尝试饮水和普食（糖尿病患者为糖尿病饮食）	心电监护（数量：2）
测血压：遵医嘱，异常汇报	氧气吸入（数量：2）
测血糖：遵医嘱，异常汇报	血常规（病房化验室）（备注：明晨）
碳酸钙 0.2 g bid	P2+P3（备注：明晨）
阿法骨化醇（或骨化三醇）2 粒 qd	
鲑降钙素 50 IU im qd（有过敏或不良反应者改用鳗降钙素 20 IU im st 一次）	申请 X 线（备注：根据手术节段开胸椎或腰椎正侧位）
塞来昔布 1# bid	
内科疾病用药（既往有糖尿病、高血压等病史者）	地舒单抗 60 mg ih st（绝经后妇女和男性均用） 详细告知注射时间和频次
遵医嘱给予患者用药，并关注药物过敏史及副作用	
抗凝药：不常规用，术前口服阿司匹林者无须停药，开 100 mg qd 长期医嘱；术前使用双抗抗凝者入院后替换为低分子肝素 0.4 mL ih qd，有明确血栓者，请相关科室会诊后调整用量。遵医嘱给予患者抗凝药，并关注药物过敏史及副作用	申请 CT+ 三维重建（备注：出现术中并发症或少见骨水泥渗漏者）

备注：不常规使用抗生素，不常规输液（如果术后带回液体，术后 2 h 心电监护撤除时停用剩余液体及拔除套管针）
术后即刻患者在床上可以自由轴向翻身和活动四肢
术后 2 h 患者可佩戴腰围下地

六、术后护理医嘱

1. 病情观察：生命体征、伤口敷料、双下肢感觉、运动、肌力、疼痛
2. 并发症：伤口血肿、神经损伤、骨水泥毒性反应
3. 术后即可轴向翻身和活动四肢。术后 2 h 患者可佩戴腰围下地，应注意采取正确翻身、起卧姿势，起床活动时保持腰背部挺直，避免弯腰、脊柱扭曲。告知患者起床三部曲。首次下床前要有人看护，并评估下床能力，避免跌倒
4. 饮食：禁食水 2 h，2 h 后无恶心、呕吐可尝试饮水，无异常呛咳可进食
5. 护理文书：手术交接单、ADL、护理记录、生命体征单、体温单、疼痛评分、跌倒评分、压疮评分、VTE 评分
6. 支具使用：腰围（卧床休息时可摘除腰围）

七、术后康复锻炼医嘱

1. 踝泵练习
2. 股四头肌等长收缩
3. 侧身起卧位训练

备注：请康复科会诊指导功能锻炼

八、出院医嘱（入院第 2~5 天，均为即刻医嘱）

明日出院
碳酸钙 0.2 g bid（2 周量）
阿法骨化醇（或骨化三醇）0.5 μg qd（2 周量）
塞来昔布 200 mg bid（2 周量）
降钙素喷鼻剂 1 瓶
其他内科药（根据患者病情需要）
与患者或家属确认出院带药，并宣教注意事项

备注：预约骨科门诊（术后 2 周）、营养科门诊和康复科门诊（术后 1 个月的同一天）

九、出院医嘱及宣教（出院记录上填写）

1. 出院带药：继续抗骨质疏松药物治疗 • 碳酸钙 0.2 g bid；阿法骨化醇（或骨化三醇）0.5 μg qd；降钙素喷鼻剂 1 瓶；地舒单抗 60 mg 皮下注射 1 次 / 半年（半年后门诊取药，遵医嘱长期应用）
2. 伤口定期换药（3~5 天患者居家自行使用酒精或碘伏擦拭、创可贴外敷，伤口线头 2 周左右可以自行脱落，若未脱落来骨科门诊拆线）
3. 术后腰围佩戴 3 个月左右（卧床休息时可摘除腰围），术后 1 个月去营养科和康复科门诊，继续功能锻炼和获得营养支持
4. 术后 2 周（根据预约挂号时间）患者家属门诊就诊（患者无特殊情况本人无须前往），术后 3 个月、6 个月、12 个月、2 年患者本人来门诊就诊复查
5. 骨代谢指标每半年复查一次，骨密度每年复查一次
6. 避免跌倒及外伤，有不适门诊随诊

十、出院护理医嘱

1. 出院带药：继续抗骨质疏松药物治疗
2. 结算方式宣教
3. 带走生活用品、影像学资料、饭卡、冰箱药、胰岛素笔、自备药等
4. 佩戴腰围保护（必须佩戴好腰围再坐起，卧床休息时可摘除腰围），要求患者术后起床活动时佩戴 3 个月
5. 术后 3 个月内戒烟戒酒，避免弯腰、扭转，避免跌倒及其他外伤
6. 伤口定期换药［3~5 天患者居家自行使用酒精或碘伏擦拭、创可贴外敷，伤口线头（可吸收线）2 周左右可以自行脱落，若未脱落可自行拽掉或来骨科门诊拆线］。出院后复查：骨科门诊（术后 2 周）、营养科门诊和康复科门诊（术后 1 个月）
7. 护理文书 开次日出院：ADL 评分、护理记录（改护理级别、皮肤、VTE、抗凝药写观察）、打印 ADL，出院指导 开当日出院：跌倒评分、ADL 评分、护理记录（改护理级别、皮肤、VTE、跌倒高危写措施、抗凝药写观察）、打印体温单、打印血糖单、打印 ADL，出院指导。完善出院随访
8. 整理病历顺序

第四节　患者宣教手册

适用对象

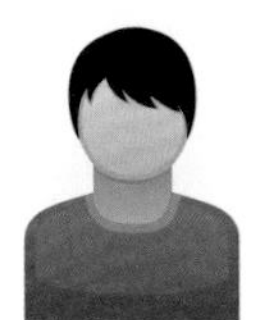

- 骨质疏松伴有病理性骨折
- 年龄：女性> 45 岁或绝经后，男性> 50 岁

术式：经皮椎体成形术或经皮椎体后凸成形术

诊断依据

病史：无明显外伤或低能量损伤导致的急/慢性胸背部或腰背部疼痛

体征：椎体压缩性骨折节段棘突出现叩痛和椎旁肌压痛，变换体位时（如：翻身、起床）疼痛加重

一、术前准备（入院第 1~3 天）

1. 入院准备：为保证患者住院期间的生活需要，请您关注入院须知及备齐入院所需用品（具体扫描二维码）（图 1.1）；还请您准备好平常内科用药的清单（包括降压药、降糖药、胰岛素笔、降脂药等，应包括药物的名称、服用方法和剂量）。术前可不停用阿司匹林，服用氯吡格雷或华法林抗凝药患者需立即停用，入院后根据具体病情医生会调整用药。

2. 术前检查：为了保证手术安全，您将接受的常规检查包括抽血化验（包括血常规、生化、凝血等指标）、心电图、脊柱 X 线、脊柱 CT、脊柱 MRI、骨密度等。医生还可能会根据您的个

图 1.1

人情况增加其他必要的检查，这些检查能够帮助手术医生及麻醉医生更详细了解您的身体情况有无手术禁忌证及判断手术的责任节段，以便于更加安全、精准地制订您的治疗方案。

3. 加强营养：良好的营养状况有利于术后伤口的愈合并能减少并发症的风险。建议您加强营养（饮食三大原则：低盐、高钙和优质蛋白质），保证蔬菜水果的种类丰富，促进消化，同时适当增加肉蛋奶类优质蛋白质的摄入。入院时护士会对您的营养状况做出初步评估，如果您的营养状况欠佳，我院专业的营养科医生会根据您的检查结果和营养评分为您添加补充剂。

4. 血糖控制：经皮椎体成形术（骨水泥手术）是一种微创手术，伤口小、创伤小，血糖对伤口的愈合影响较小，但仍然建议控制好血糖，建议自测血糖：空腹血糖控制在 5.6~10 mmol/L，随机血糖控制在 11.1 mmol/L 以内，防止伤口甚至深部创口感染，以及糖尿病相关并发症。

5. 腰围准备：入院前需要提前自购合适的腰围，推荐腰围如图 1.2 所示（腰围上下高度建议 32 cm 以上，自带 4~6 根可以拆卸的钢条）。入院后在术前以卧床为主，离开床之前需要提前佩戴腰围保护。

6. 手术签字：待您的术前检查完善后，手术医生会在术前 1~2 天向您及家属交代病情并完善术前签字等手续，术前谈话主要内容包括：入院检查结果、患者下一步治疗方案、手术日期、手术风险、注意事项、手术预期、护工安排、术后康复等。如果您和家属还有任何疑问可以随时向医生提出。

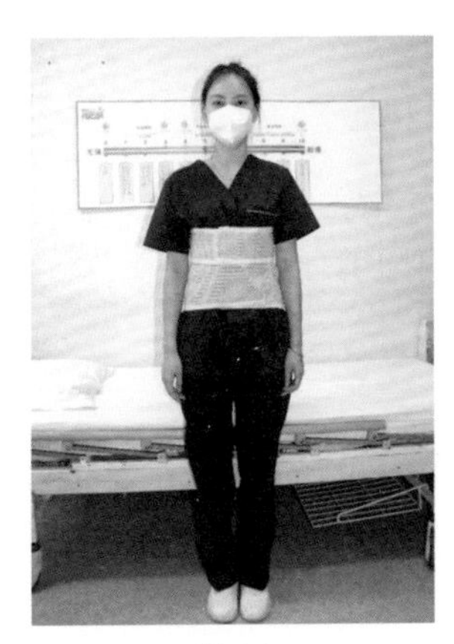

图 1.2

二、手术日（入院第 1~3 天）

1. 饮食安排：术前无须灌肠，手术当天清晨 6:00 之前可饮水，并饮用一瓶“术能（355 mL）”。如果您的手术安排在下午，手术当天上午 10:00 前可以饮水，并再次饮用一瓶“术能（355 mL）”。

2. 术前准备：第一台手术早上 8:30 左右由专人推床送您进入手术室，此前请您更换统一病号服并排空膀胱，摘除饰品及假牙，保存好个人物品。此时家属可前往家属等候区等候，单节段手术操作时间约 30 min，进出手术室手术相关准备时间约 1 h。

3. 术中情况：进入手术室后会由手术室护士为您开通静脉输液通路，麻醉医生负责您在手术期间的麻醉、支持与监护，您只需配合麻醉医生。手术需要趴在脊柱手术床上约 30 min，手术为局部强化麻醉，患者全程清醒可与医护交流，单个伤口长约 0.5 cm。

4. 返回病房：术后即刻您在床上可以自由轴向翻身和活动

四肢，可以垫枕头，我们会为您吸氧以及监护 2 h，不常规输液。您可能会出现头晕恶心的症状，这与镇痛、镇静药物有关，我们会应用药物控制，您有任何不适都可以通知医生、护士。术后约 2 h，您能够完成自主咳嗽，没有呛咳时可以尝试饮水，并可以正常进食。术后 2 h 可佩戴腰围坐起，如无头晕或无力，可下地活动。首次下床活动一定呼叫护士或护工辅助，勿独自下床，预防跌倒。

三、手术后（入院第 2~4 天）

1. 疼痛管理：我们已有较完善的围术期疼痛控制策略，绝大多数患者术后即刻疼痛缓解明显，但部分患者仍然会残留腰背部疼痛（和骨质疏松严重程度以及合并的脊柱退变性疾病有关），如果疼痛影响到您的正常生活、睡眠、下地行走，您可以通知护士或医生，我们会根据情况为您调整镇痛药。

2. 术后营养：增加肉蛋奶类优质蛋白质和多种蔬菜水果的摄入（三大原则：低盐、高钙、优质蛋白质），如果您出现便秘、腹胀等不适，我们可以为您开具促排便药物。

3. 康复锻炼：返回病房后您可以在医生指导下开始进行锻炼，术后当天即开始踝泵练习、勾脚直腿抬高练习、腰背肌锻炼、行走锻炼等，针对康复锻炼不佳患者有专门康复科医生指导锻炼。

- 踝泵练习（图 1.3）：仰卧位，双腿伸直，向上勾脚尖，坚持 2~6 s，脚尖向下绷，坚持 2~6 s。每组 10~20 个，每天 3 组，根据个人情况，可适当增减。
- 勾脚直腿抬高练习（图 1.4）：勾脚直腿抬高，平躺在床上，把腿伸起，让大腿上的肌肉收紧、绷直，与床成 45° 夹角，每次维持 3~5 s，再慢慢地放下。每组 5~10 个，每天 3 组，根据个人情况，可适当增减。
- 腰背肌锻炼（五点支撑法，图 1.5）：仰卧床上，去枕屈膝，双肘部及枕部顶住床，腰部及臀部向上抬起，枕部、

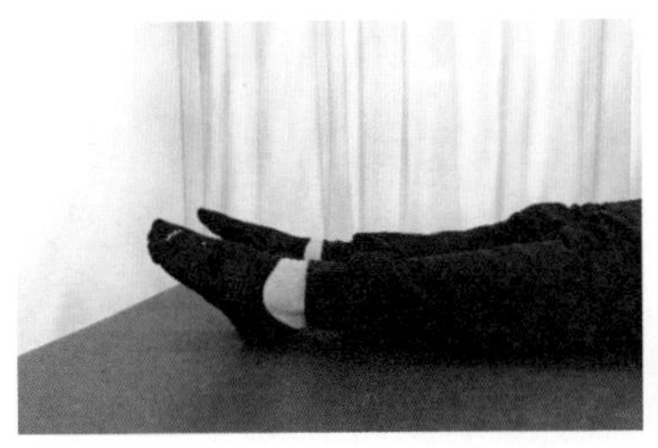
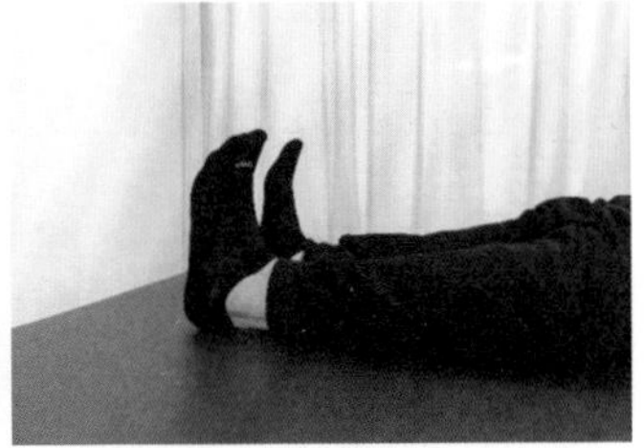

图 1.3

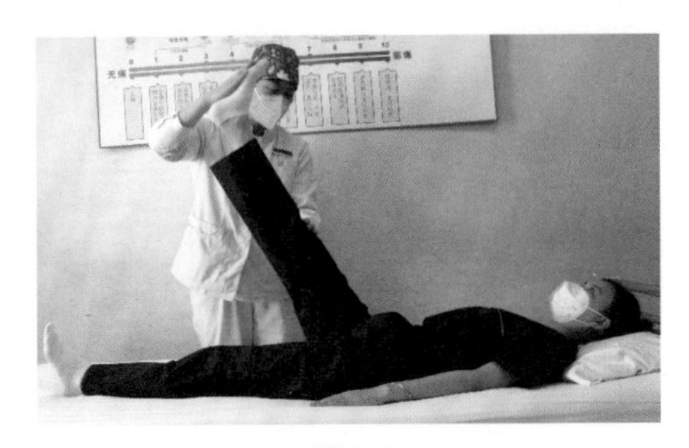

图 1.4

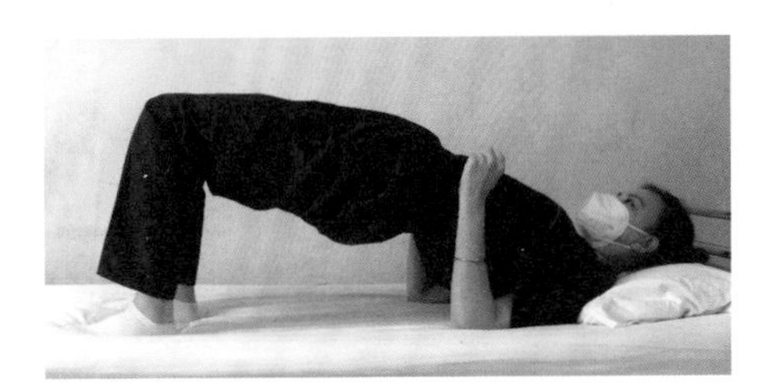

图 1.5

双肘和双脚“五点”撑起身体的重量，每次维持 30~60 s，放松腰部肌肉，放下臀部休息 3~5 s，重复上述动作。每组 5~10 个，每天 3 组，根据您的个人情况，可适当增减（不勉强，循序渐进地锻炼）。

四、出院（入院第 2~5 天）

1. 出院带药：继续抗骨质疏松药物治疗。碳酸钙 1 片（200 mg），2 次 /d（饭后 30 min 左右）；阿法骨化醇或骨化三醇 2 粒（0.5 μg），1 次 /d（饭后 30 min 左右）；降钙素喷鼻剂 1 瓶（每天 2 喷，晚上睡觉前，使用 1~3 个月）；地舒单抗 1 支（60 mg）皮下注射，1 次 / 半年（每半年一次，门诊复查取药注射，遵医嘱后长期应用）。

2. 伤口处理：定期换药［3~5 天患者居家自行使用酒精或碘伏擦拭、创可贴外敷，伤口线头（可吸收线）2 周左右可以自行脱落，若未脱落可自行拽掉或来骨科门诊拆线］。

3. 腰围佩戴：术后腰围佩戴 3 个月左右（卧床休息时可摘除腰围）。

4. 门诊复诊：

✓营养科门诊（有营养不良风险者）和康复科门诊：术后 1 个月就诊，继续功能锻炼和获得营养支持。

✓骨科门诊：术后 2 周（根据预约挂号时间）患者家属就诊（患者无特殊情况本人无须前往），术后 3 个月、6 个月、12 个月、2 年患者本人来骨科门诊复查。

5. 门诊复查：抽血化验骨代谢指标每半年复查一次，骨密度每年复查一次。

6. 意外情况：避免跌倒及外伤，有不适门诊随诊。

第二章

经皮椎体成形术 / 椎体后凸成形术之脊柱转移性肿瘤（局部麻醉 + 强化）

第一节　ERAS 临床路径

同第一章第一节。

第二节　医师医嘱执行路径

适用对象

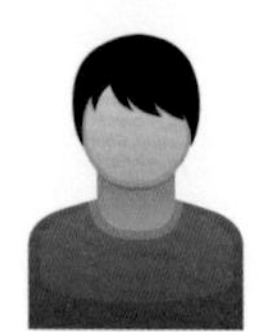

- 诊断：脊柱转移瘤；椎体病理性压缩骨折（根据情况）；重度骨质疏松症；原发肿瘤诊断；合并的内科疾病尽量补充完整，以增加 CMI

术式：经皮椎体成形术或椎体后凸成形术

一、术前医嘱（入院第 1~3 天）

长期医嘱	临时医嘱
Ⅰ级护理	血常规
普食（根据患者饮食情况调节：糖尿病饮食、低盐低脂饮食等）	血型（病房）
卧床	尿常规（病房化验室）
测血压（qd，有高血压病史者 bid）	C21
测血糖（只限糖尿病患者，备注：空腹及三餐后长期）	DIC 初筛
碳酸钙 0.2*1 片 bid（入院前提示有高钙血症者禁用）	HIV、梅毒、乙肝、丙肝
阿法骨化醇（或骨化三醇）0.5 μg qd	血气分析（＞50 岁，如果不合格吸氧 2 h 后复查血气）

续表

长期医嘱	临时医嘱
鲑降钙素 50 IU*1 支 im qd（有不良反应用鳗降钙素 20 IU*1 支 im st，住院期间只用 1 次）	电脑多导联心电图
塞来昔布 200 mg*1# bid	申请病房彩超（双下肢深静脉、肝胆胰脾肾）
内科疾病用药（既往有糖尿病、高血压等病史者）	申请 X 线（胸椎正侧位 + 腰椎正侧位 + 胸片）（联系外送） 申请胸腰椎 CT 平扫 + 三维重建（联系外送）
肿瘤标记物全套（既往有肿瘤史或本次入院诊断考虑为转移瘤者）	MRI（根据转移部位） 骨扫描 + 断层扫描 PET-CT（非常规，据具体情况而定）
抗凝药：不常规用，术前口服阿司匹林者无须停药，开 100 mg qd 长期医嘱；术前使用双抗抗凝者入院后替换为低分子肝素 0.4 mL ih qd，有明确血栓者，请相关科室会诊后调整用量	入院营养风险评估提示≥ 3 分请营养科会诊

备注：VTE 评分 + 腰椎 ODI 评分（主管医师质控，在病程上记录）
主管医师收患者——指导患者及家属扫二维码进行第二次宣教
主治医师术前谈话——指导患者及家属扫二维码后第三次宣教

二、术前一日医嘱（入院第 1~3 天，均为即刻医嘱）

明日手术（备注：拟定明日在“局部麻醉 + 强化”下行经皮椎体成形术）
术前禁食水（备注：术晨 6:00 饮用一瓶“术能”；若中午 12:00 以后接患者，则上午 10:00 再饮用一瓶“术能”）
地西泮 5 mg po（备注：术前晚 9:00）
塞来昔布 200 mg*1 粒（备注：术前晚）
降压药、扩张冠状血管药、甲状腺药（备注：术晨 6:00 小口水送服）

备注：不常规备皮，不灌肠

三、术后医嘱（入院第 2~4 天）

长期医嘱	临时医嘱
Ⅰ级护理、饮食	禁食水［术后 2 h 尝试饮水和普食（糖尿病患者为糖尿病饮食）］
测血压 qd（有高血压病史者 bid）	
测血糖（只限糖尿病患者，备注：空腹及三餐后长期）	心电监护（数量：2）
碳酸钙 0.2 g*1 片 bid（入院前提示有高钙血症者禁用）	氧气吸入（数量：2）
鲑降钙素 50 IU*1 支 im qd（有不良反应用鳗降钙素 20 IU*1 支 im st，住院期间只用 1 次）	血常规（病房化验室）（备注：明晨）
塞来昔布 200 mg*1# bid	P2+P3（备注：明晨）
内科疾病用药（有糖尿病、高血压等既往病史者）	申请 X 线（备注：胸椎或腰椎正侧位）
抗凝药：不常规用，术前口服阿司匹林者无须停药，开 100 mg qd 长期；术前使用双抗抗凝者入院后替换为低分子肝素 0.4 mL ih qd，有明确血栓者，请相关科室会诊后调整用量	输注帕米膦酸二钠 60 mg+500 mL GS（若糖尿病患者用 NS）（备注：缓慢滴注 4 h 以上；需要心电监护）
	申请 CT+ 三维重建（备注：出现术中并发症或少见骨水泥渗漏者）

备注：不常规使用抗生素，不常规输液（如果术后带回液体，术后 2 h 心电监护撤除时停用剩余液体及拔除套管针）

术后即刻患者在床上可以自由轴向翻身和活动四肢

术后 2 h 患者可佩戴腰围下地

患者术后回病房即评 VTE（主管医师质控），出院前必须完成康复科会诊

四、出院医嘱（入院第 2~5 天，均为即刻医嘱）

明日出院
停长期医嘱，改Ⅱ级护理

续表

碳酸钙 0.2 g*1 片 bid（2 周量）
阿法骨化醇（或骨化三醇）0.5 μg qd（2 周量）
降钙素喷鼻剂 1 瓶
塞来昔布 200 mg bid（2 周量）
其他原发病 + 内科药（根据患者病情需要）

备注：预约骨科门诊（术后 2 周）、营养科门诊和康复科门诊（术后 1 个月的同一天）

做医疗结算，打印出院记录及证明

评 VTE 并打印 + 腰椎 ODI 评分（在病程上记录，主管医师质控）

五、出院医嘱及宣教（出院记录上填写）

1. 出院带药：补钙药物，原发肿瘤 + 基础疾病药物治疗
2. 伤口定期换药［3~5 天患者居家自行使用酒精或碘伏擦拭、创可贴外敷，伤口线头（可吸收线）2 周左右可以自行脱落，若未脱落可自行拽掉或来骨科门诊拆线］
3. 术后腰围佩戴 3 个月左右（卧床休息时可摘除腰围），术后 1 个月去营养科和康复科门诊，继续功能锻炼和获得营养支持
4. 术后 2 周（根据预约挂号时间）患者家属门诊就诊（患者无特殊情况本人无须前往），术后 3 个月、6 个月、12 个月、2 年患者本人来门诊复查
5. 请原发肿瘤科室（根据患者情况写清楚）和肿瘤内科进一步综合治疗；定期复查骨扫描；定期输注帕米膦酸二钠
6. 避免跌倒及外伤，有不适门诊随诊

备注：主管医师指导患者及家属扫二维码进行第四次宣教

第三节　护士医嘱执行路径

适用对象

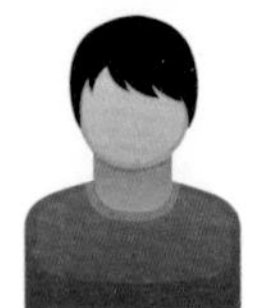

• 诊断：脊柱转移瘤；椎体病理性压缩骨折（根据情况）；重度骨质疏松症；原发肿瘤诊断；合并的内科疾病尽量补充完整，以增加 CMI

术式：经皮椎体成形术或椎体后凸成形术

一、入院流程

1. 备齐入院物品（二维码），入院扫二维码宣教
2. 文件书写，完善入院各项护理表单［体温单、入院评估单、自理能力量表、压疮风险、跌倒风险、营养风险表、焦虑抑郁量表 HAD、疼痛强度（≥ 6 分）、护理记录、健康教育］
3. 完善病历各项签字单签字，核对并佩戴腕带
4. 介绍病房环境，带入病房。24:00 后禁食水，晨起抽血
5. 病情保密

二、术前医嘱（入院第 1~3 天）

长期医嘱	临时医嘱
Ⅰ级护理：按照护理级别进行护理	血常规
卧床：向患者强调卧床重要性，查房时督促提高依从性，防止加重损伤，防止跌倒	血型（病房）

续表

长期医嘱	临时医嘱
普食：根据患者既往病史及医嘱对患者进行饮食指导	尿常规（病房化验室）
测血压：遵医嘱，异常汇报	C21
测血糖：遵医嘱，异常汇报	DIC 初筛
碳酸钙 0.2 g*1 片 bid（入院前提示有高钙血症者禁用）	HIV、梅毒、乙肝、丙肝
阿法骨化醇（或骨化三醇）0.5 μg qd	血气分析（＞ 50 岁，如果不合格则吸氧 2 h 后复查血气）
鲑降钙素 50 IU*1 支 im qd（有不良反应用鳗降钙素 20 IU*1 支 im st，住院期间只用 1 次）	电脑多导联心电图
塞来昔布 200 mg*1# bid（超前镇痛）	申请病房彩超（双下肢深静脉、肝胆胰脾肾）
内科疾病用药（既往有糖尿病、高血压等病史者）	申请 X 线（胸椎正侧位 + 腰椎正侧位 + 胸片） 申请胸腰椎 CT 平扫 + 三维重建 向外送人员强调患者外出检查必须卧床的重要性，防止加重损伤
遵医嘱给予患者用药，并关注药物过敏史及副作用	
肿瘤标记物全套（既往有肿瘤史或本次入院诊断考虑为转移瘤者）	
抗凝药：不常规用，术前口服阿司匹林者无须停药，开 100 mg qd 长期；术前使用双抗抗凝者入院后替换为低分子肝素 0.4 mL ih qd，有明确血栓者，请相关科室会诊后调整用量。遵医嘱给予抗凝药，并关注药物副作用	MRI（根据转移部位） 骨扫描 + 断层扫描 PET-CT（非常规，根据具体情况而定）
入院评估： ✓营养状况评估（NRS2002 和 MNA-SF）：术前 ✓疼痛评估（VAS）：术后 2 h/24 h/出院前 ✓焦虑抑郁评估（HAD）：术前 + 出院前 ✓跌倒风险评估（Morse 跌倒评分）：术前	入院 NRS 营养风险评估提示 ≥ 3 分通知住院医师请营养科会诊

三、术前一日医嘱（入院第1~3天，均为即刻医嘱）

明日手术（备注：拟定明日在“局部麻醉+强化”下行“经皮椎体成形”术）
术前禁食水（备注：术晨6:00前饮用完“术能”，由大夜班6:00前确认，若中午12:00以后接患者，则上午10:00前再饮用一瓶“术能”，由责任护士确认）
地西泮 5 mg po（备注：术前晚 9:00）
塞来昔布 200 mg（备注：术前晚）
降压药、扩张冠状血管药、甲状腺药（备注：术晨6:00小口水送服）

备注：不常规备皮，不灌肠

四、术前护理

1. 心理护理
2. 用物准备评估：腰围、看护垫、便盆、尿壶
3. 功能训练：咳嗽、咳痰练习、戒烟、床上排便练习、轴向翻身方法、俯卧位练习、腰围佩戴练习、踝泵、直腿抬高练习
4. 术前准备：通知禁食水并挂标识、更换病号服、摘假牙及饰物、了解药物过敏史、消毒术区皮肤、进行手术标识
5. 文件书写：手术交接单、护理记录、ADL
6. 术晨：早上6:00前饮用完“术能”，由大夜班6:00前确认，若中午12:00以后接患者，则上午10:00前再饮用一瓶“术能”，由责任护士确认。大夜班确认术晨药服药到口情况，7:30确认首台患者标识，消毒术区皮肤，更换病号服，测量生命体征，填写手术交接单，异常汇报

五、术后医嘱（入院第 2~4 天）

<table>
<tr><th>长期医嘱</th><th>临时医嘱</th></tr>
<tr><td>Ⅰ级护理：按照护理级别进行护理</td><td>禁食水［术后 2 h 尝试饮水和普食（糖尿病患者为糖尿病饮食）］</td></tr>
<tr><td>饮食：术后 2 h 尝试饮水和普食（糖尿病患者为糖尿病饮食）</td><td>心电监护（数量：2）</td></tr>
<tr><td>测血压：遵医嘱，异常汇报</td><td>氧气吸入（数量：2）</td></tr>
<tr><td>测血糖：遵医嘱，异常汇报</td><td>血常规（病房化验室）（备注：明晨）</td></tr>
<tr><td>碳酸钙 0.2 g*1 片 bid</td><td rowspan="2">P2+P3（备注：明晨）</td></tr>
<tr><td>阿法骨化醇（或骨化三醇）0.5 μg qd</td></tr>
<tr><td>鲑降钙素 50 IU*1 支 im qd（有不良反应用鳗降钙素 20 IU*1 支 im st，住院期间只用 1 次）</td><td rowspan="2">申请 X 线（备注：胸椎或腰椎正侧位）</td></tr>
<tr><td>塞来昔布 200 mg*1# bid</td></tr>
<tr><td>内科疾病用药（既往有糖尿病、高血压等病史者）</td><td rowspan="2">输注帕米膦酸二钠 60 mg+500 mL GS（糖尿病患者用 NS）（备注：缓慢滴注 4 h 以上；需要心电监护）</td></tr>
<tr><td>遵医嘱给予患者用药，并关注药物过敏史及副作用</td></tr>
<tr><td>抗凝药：不常规用，术前口服阿司匹林者无须停药，开 100 mg qd 长期；术前使用双抗抗凝者入院后替换为低分子肝素 0.4 mL ih qd，有明确血栓者，请相关科室会诊后调整用量。遵医嘱给予抗凝药，并关注药物副作用</td><td>申请 CT+ 三维重建（备注：出现术中并发症或少见骨水泥渗漏者）</td></tr>
</table>

备注：不常规使用抗生素，不常规输液（如果术后带回液体，术后 2 h 心电监护撤除时停用剩余液体及拔除套管针）
术后即刻患者在床上可以自由轴向翻身和活动四肢
术后 2 h 患者可佩戴腰围下地

六、术后护理

1. 病情观察：生命体征、伤口敷料、四肢感觉、运动、肌力、疼痛
2. 并发症：伤口血肿、神经损伤、骨水泥毒性反应
3. 术后即可轴向翻身和活动四肢。术后 2 h 患者可佩戴腰围下地，应注意采取正确翻身、起卧姿势，起床活动时保持腰背部挺直，避免弯腰、脊柱扭曲。告知患者起床三部曲。首次下床前要有人看护，并评估下床能力，避免跌倒
4. 饮食：禁食水 2 h，2 h 后无恶心、呕吐可尝试饮水，无异常呛咳可进食
5. 护理文书：手术交接单、ADL、护理记录、生命体征单、体温单、疼痛评分、跌倒评分、压疮评分、VTE 评分
6. 支具使用：腰围（卧床休息时可摘除腰围）

七、术后康复锻炼

1. 踝泵练习
2. 股四头肌等长收缩
3. 侧身起卧位训练

备注：康复科会诊指导功能锻炼

八、出院医嘱（入院第 2~5 天，均为即刻医嘱）

明日出院
碳酸钙 0.2 g*1 片 bid（2 周量）
阿法骨化醇（或骨化三醇）0.5 μg qd（2 周量）
降钙素喷鼻剂 1 瓶
塞来昔布 200 mg bid（2 周量）
其他原发病 + 内科药（根据患者病情需要）
与患者或家属确认出院带药，并宣教注意事项

备注：预约骨科门诊（术后 2 周）、营养科门诊和康复科门诊（术后 1 个月的同一天）

九、出院医嘱及宣教（出院记录上填写）

1. 出院带药：补钙药物，原发肿瘤 + 基础疾病药物治疗
2. 伤口定期换药［3~5 天患者居家自行使用酒精或碘伏擦拭、创可贴外敷，伤口线头（可吸收线）2 周左右可以自行脱落，若未脱落可自行拽掉或来骨科门诊拆线］
3. 术后腰围佩戴 3 个月左右（卧床休息时可摘除腰围），术后 1 个月去营养科和康复科门诊，继续功能锻炼和获得营养支持
4. 术后 2 周（根据预约挂号时间）患者家属门诊就诊（患者无特殊情况本人无须前往），术后 3 个月、6 个月、12 个月、2 年患者本人来门诊复查
5. 请原发肿瘤科室（根据患者情况写清楚）和肿瘤内科进一步综合治疗；定期复查骨扫描；定期输注帕米膦酸二钠
6. 避免跌倒及外伤，有不适门诊随诊

十、出院护理

1. 出院带药：继续抗骨质疏松药物治疗
2. 结算方式宣教，出院记录、证明给家属
3. 带走生活用品、影像学资料、饭卡、冰箱药、胰岛素笔、自备药等
4. 佩戴腰围保护（卧床休息时可摘除腰围），要求患者术后起床活动时佩戴 3 个月
5. 术后 3 个月内戒烟戒酒，避免弯腰、扭转，避免跌倒及其他外伤
6. 伤口定期换药：［3~5 天患者居家自行使用酒精或碘伏擦拭、创可贴外敷，伤口线头（可吸收线）2 周左右可以自行脱落，若未脱落可自行拽掉或来骨科门诊拆线］。出院后复查：骨科门诊（术后 2 周）、营养科和康复科门诊（术后 1 个月）
7. 护理文书 开次日出院：ADL 评分、护理记录（改护理级别、皮肤、VTE、抗凝药写观察）、打印 ADL，出院指导 开当日出院：跌倒评分、ADL 评分、护理记录（改护理级别、皮肤、VTE、跌倒高危写措施、抗凝药写观察）、打印体温单、血糖单、ADL，出院指导。完善出院随访
8. 整理病历顺序

第四节　患者宣教手册

适用对象

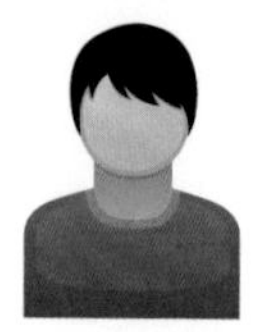

- 诊断：脊柱转移瘤；椎体病理性压缩骨折（根据情况）；重度骨质疏松症；原发肿瘤诊断；合并的内科疾病

术式：经皮椎体成形术或椎体后凸成形术

一、术前准备（入院第 1~3 天）

1. 入院准备： 为保证患者住院期间的生活需要，请您关注入院须知备齐入院所需用品（具体扫描二维码）（图 2.1）；还请您准备好平常内科用药的清单（包括降压药、降糖药、胰岛素笔、降脂药等，应包括药物的名称、服用方法和剂量）。术前可不停用阿司匹林，服用氯吡格雷或华法林抗凝药患者需立即停用，入院后根据具体病情医生会调整用药。

图 2.1

2. 术前检查： 为了保证手术安全，您将接受的常规检查包括抽血化验（包括血常规、生化、凝血等指标）、心电图、脊柱 X

线、脊柱 CT、脊柱 MRI、骨密度等，医生还会根据您的病情需要增加其他必要的检查如肿瘤标记物、全身骨扫描、PET-CT 等，这些检查能够帮助手术医生及麻醉医生更详细了解您的身体情况有无手术禁忌证、确诊病情及判断手术的责任节段，以便于更加安全、精准地制订您的治疗方案。

3. 加强营养：良好的营养状况有利于术后伤口的愈合并能减少并发症的风险。建议您加强营养，保证蔬菜水果的种类丰富，促进消化，同时适当增加肉蛋奶类优质蛋白质的摄入。入院时护士会对您的营养状况做出初步评估，如果营养状况欠佳，我院专业的营养科医生会根据检查结果和营养评分为您添加补充剂。

4. 血糖控制：经皮椎体成形术（骨水泥手术）是一种微创手术，伤口小、创伤小，血糖对伤口的愈合影响较小，但仍然建议控制好血糖，建议自测血糖：空腹血糖控制在 5.6~10 mmol/L，随机血糖控制在 11.1 mmol/L 以内，防止伤口甚至深部创口感染，以及糖尿病相关并发症。

5. 腰围准备：入院前需要提前自购合适的腰围，推荐腰围如图 2.2 所示（腰围上下高度建议 32 cm 以上，后方自带 4~6 根可以拆卸的软钢条）。入院后在术前以卧床为主，离开床之前需要提前佩戴腰围保护。

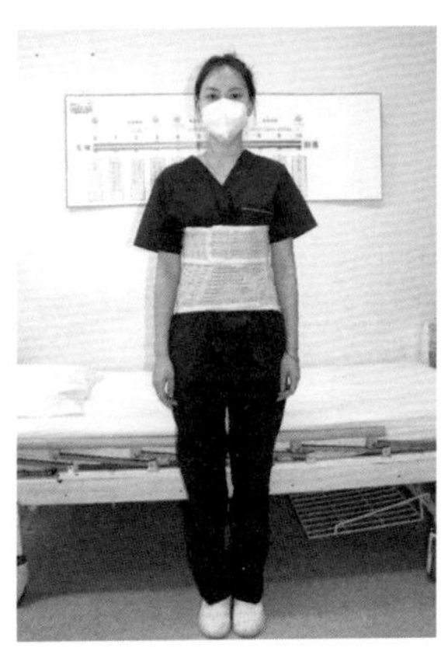

图 2.2

6. 手术签字： 待您的术前检查完善后，手术医生会在术前1~2天向您及家属交代病情并完善术前签字等手续，术前谈话主要内容包括：入院检查结果、患者下一步治疗方案、手术日期、手术风险、注意事项、手术预期、护工安排、术后康复等。如果您和家属还有任何疑问可以随时向医生提出。

二、手术日（入院第1~3天）

1. 饮食安排： 手术前一天晚上24:00之后禁食，手术当天早上6:00之前可饮水，并饮用一瓶“术能（355 mL）”。如果您的手术安排在下午，手术当天早上10:00前可以饮水，并再次饮用一瓶“术能（355 mL）”。

2. 术前准备： 第一台手术早上8:30左右由专人推床送您进入手术室，此前请您更换统一病号服并排空膀胱，摘除饰品及假牙，保存好个人物品。此时家属可前往家属等候区等候，单节段手术操作时间约30 min，进出手术室手术相关准备时间约1 h。

3. 术中情况： 进入手术室后会由手术室护士为您扎静脉输液通路，麻醉医生负责您在手术期间的麻醉、支持与监护，您只需配合麻醉医生。手术需要趴在脊柱手术床上约30 min，手术为局部强化麻醉，患者全程清醒可与医护交流，单个伤口长约0.5 cm。

4. 返回病房： 术后即刻您在床上可以自由轴向翻身和活动四肢，可以垫枕头，我们会为您吸氧以及监护2 h，不常规输液。您可能会出现头晕恶心的症状，这与镇痛、镇静药物有关，我们会应用药物控制，您有任何不适都可以通知医生、护士。术后约2 h后，您能够完成自主咳嗽，没有呛咳时可以尝试饮水，并可以正常进食。术后2 h，可佩戴腰围坐起，如无头晕或无力，可下地活动。首次下床活动一定呼叫护士或护工辅助，勿独自下床，预防跌倒。

三、手术后（入院第 2~4 天）

1. 疼痛管理：我们已有较完善的围术期疼痛控制策略，绝大多数患者术后即刻疼痛缓解明显，但部分患者仍然会残留腰背部及身体其他部位的疼痛（和椎体破坏程度以及合并的原发性肿瘤疾病有关），如果疼痛影响到您的正常生活、睡眠、下地，您可以通知护士或医生，我们会根据情况为您调整止痛药。由于脊柱转移瘤可能引起较严重的骨痛，我们会根据转移瘤的具体情况按需给予帕米膦酸二钠等抗骨肿瘤药物治疗，输液时可能会有发热、全身疼痛等症状（类似于流感），一般 48 h 内可自行缓解，不必担心。

2. 术后营养：增加肉蛋奶类优质蛋白质和多种蔬菜水果的摄入，如果您的营养状况欠佳，我院专业的营养科医生会根据您的检查结果和营养评分为您添加补充剂。如果您出现便秘、腹胀等不适，我们可以为您开具促排便药物。

3. 康复锻炼：返回病房后您可以在医生指导下开始进行锻炼，术后当天即开始踝泵练习、勾脚直腿抬高练习、腰背肌锻炼等，针对康复锻炼不佳者会请专门康复科医生会诊指导功能锻炼。

- 踝泵练习（图 2.3）：仰卧位，双腿伸直，向上勾脚尖，坚持 2~6 s，脚尖向下绷，坚持 2~6 s。每组 10~20 个，每天 3 组，根据个人情况适当增减。
- 勾脚直腿抬高练习（图 2.4）：勾脚直腿抬高，平躺在床上，把腿伸起，让大腿上的肌肉收紧、绷直，与床成 45° 夹角，每次维持 3~5 s，再慢慢地放下。每组 5~10 个，每天 3 组，根据个人情况，可适当增减。
- 腰背肌锻炼（五点支撑法，在医护指导下开始，图 2.5）：仰卧床上，去枕屈膝，双肘部及枕部顶住床，腰部及臀部向上抬起，双肩、双肘和双脚“五点”撑起身体的重量，每次维持 30~60 s，放松腰部肌肉，慢慢放下臀部休息 3~5 s，重复上述动作。每组 5~10 个，每天 3 组，根据个人情况，可适当增减（不勉强，循序渐进地锻炼）。

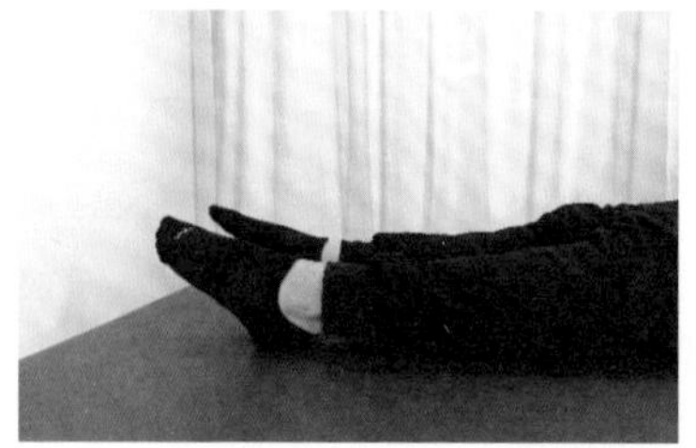

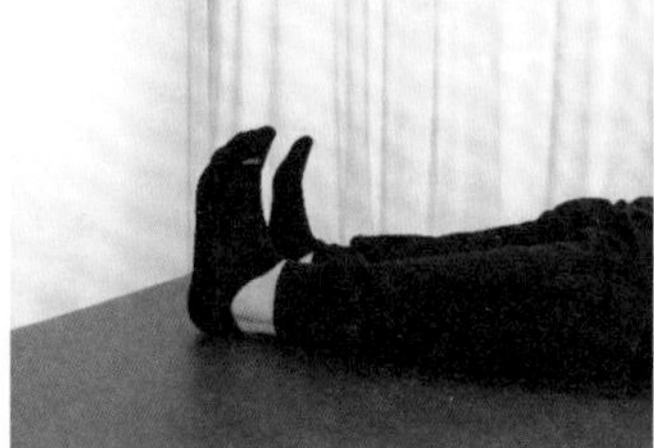

图 2.3

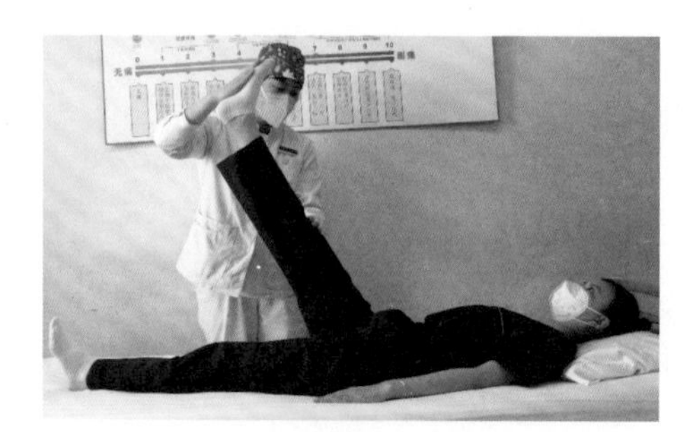

图 2.4

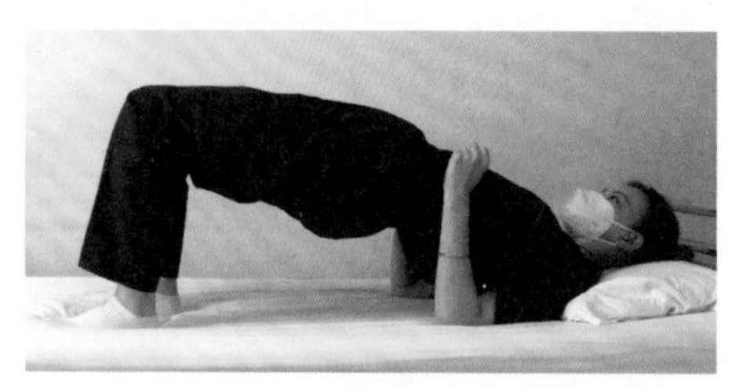

图 2.5

四、出院（入院第 2~5 天）

1. 出院带药： 镇痛药物 + 抗肿瘤治疗。

- 如塞来昔布 1 片（200 mg），2 次 /d（饭后 30 min 左右）；特殊抗肿瘤药物

2. 伤口处理： 定期换药［3~5 天患者居家自行使用酒精或碘伏擦拭、创可贴外敷，伤口线头（可吸收线）2 周左右可以自行脱落，若未脱落可自行拽掉或来骨科门诊拆线］。

3. 腰围佩戴： 术后腰围佩戴 3 个月左右（卧床休息时可摘除腰围）。

4. 门诊复诊：

✓营养科和康复科门诊：术后 1 个月就诊，继续功能锻炼和获得营养支持。

✓骨科门诊：术后 2 周（根据预约挂号时间）患者家属就诊（患者无特殊情况本人无须前往），术后 3 个月、6 个月、12 个月、2 年患者本人来骨科门诊复查。

5. 门诊复查： 请原发肿瘤科室和肿瘤内科进一步综合治疗；定期复查骨扫描；定期输注帕米膦酸二钠。

6. 意外情况： 避免跌倒及外伤，有不适门诊随诊。

第三章

经皮椎间孔内镜腰椎手术（局部麻醉 + 强化）

第一节　ERAS 临床路径

适用对象

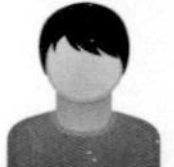

- 腰椎间盘突出症
- 腰椎管狭窄症
- 腰椎滑脱症等腰椎退行性疾病

术式：经皮椎间孔内镜（PTE）腰椎减压手术

诊断依据

病史：长期腰痛（症状不重）反复发作，近期伴有下肢的放射痛和麻木，间歇性跛行，影响患者生活质量

体征：有明确的与症状相符的体征，如下肢有感觉相应节段区的感觉减退，下肢直腿抬高试验和加强试验阳性

辅助检查：腰椎正侧位片、功能位片、腰椎的 CT 三维重建（包括矢状面和冠状面）、腰椎 MRI，影像学表现如椎骨滑脱、不稳、椎间盘突出、黄韧带肥厚、关节突关节增生、椎体边缘增生骨赘、椎体后缘离断征、椎间高度下降、发育性椎管狭窄等导致神经根或马尾神经受压并与临床症状体征相吻合

精确诊断与定位：需结合病史、体征及影像学结果以明确责任节段及受累神经，对于诊断困难的患者，尚需进一步结合神经电生理检查等，必要时应配合神经根封闭、关节突关节封闭、椎间盘造影等有创诊断措施

方案选择依据

1. 诊断明确，症状明显，保守治疗无效，严重影响患者正常生活质量
2. 无手术禁忌证：①合并髋膝关节病变、下肢血管病变、椎管内肿瘤、椎管内感染等，需要鉴别，应予以排除；②全身情况差，或合并有重要脏器疾患，不能耐受麻醉和手术创伤；③身体任何部位的活动性及隐匿感染；④严重精神或认知障碍；⑤恶性肿瘤晚期

临床路径标准住院日为 3~5 天

术前准备（入院第 1~3 天）

患者教育 ▶ 长期医嘱 ▶ 临时医嘱［• 必需的检查项目 • 根据患者合并疾病情况选择的检查项目］▶ 术前需达到目标

手术日（入院第 2~4 天）

术前禁食禁水及输液 ▶ 预防性抗感染药物 ▶ 麻醉方式 ▶ 手术方式 ▶ 术中患者预处理 ▶ 术中输液及引流 ▶ 术后当天观察 ▶ 术后当天康复锻炼

术后住院恢复（入院第 3~5 天）

必需的检查项目 ▶ 术后镇痛及镇静 ▶ 术后康复锻炼 / 术后营养支持 ▶ 切口处理

出院（入院第 3~5 天）

- 出院标准
- 出院医嘱及宣教

一、术前准备（入院第1~3天）

患者教育

1. 宣教：向患者和家属讲解手术方式、手术效果和手术风险。入院宣教包括：戒烟戒酒；咳嗽、咳痰和功能锻炼；教会患者正确的日常生活姿势、翻身方法
2. 营养：进食高蛋白、高维生素、高热量食物，糖尿病患者限制碳水化合物摄入，营养不良者请营养科会诊营养支持
3. 评估
   - ✓营养状况评估（NRS2002）
   - ✓疼痛评估（VAS）
   - ✓焦虑抑郁评估（HAD）
   - ✓跌倒风险评估（Morse 跌倒评分）
   - ✓VTE 风险评估（Caprini 评分）
   - ✓腰椎 ODI 评分
4. 抗血栓药物：如术前长期口服阿司匹林双抗药物或华法林，需要遵医嘱停药 3~7 天更换药物进行替代治疗

长期医嘱

1. 测血压（无高血压 qd，高血压 bid）
2. 测血糖：糖尿病患者以外不常规测
3. 合并疾病用药：按照《腰椎后路短节段手术加速康复外科实施流程专家共识》（中华骨与关节外科杂志，2019）执行
4. 疼痛评估：VAS 评分
5. 超前镇痛：
   - ✓塞来昔布 200 mg bid
   - ✓普瑞巴林 75 mg bid
   - ✓甲钴胺 0.5 mg tid
   - ✓乙哌立松 50 mg tid

临时医嘱

必需的检查项目

1. 血常规 +CRP、尿常规、C21、术前凝血常规、血气（＞50 岁）、输血前全套（乙肝、丙肝、HIV、梅毒等）
2. 腰椎 X 线片六位像
3. 腰椎 MRI
4. 腰椎 CT 薄层扫描＋冠矢状位三维重建
5. 胸片、心电图
6. 请康复科会诊（指导锻炼）

根据患者合并疾病情况选择的检查项目

1. 血气分析
2. 动态心电图
3. 心脏彩超
4. 心肌酶 / 心肌核素灌注 / 冠脉 CT/ 冠脉造影
5. 双下肢静脉彩超
6. 骨密度检查（＞50 岁或绝经后妇女）
7. 营养科会诊（NRS 评分 ≥ 3 分）

术前需达到目标

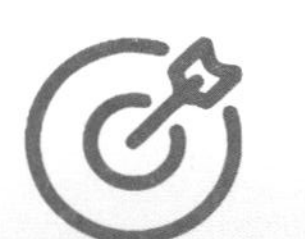

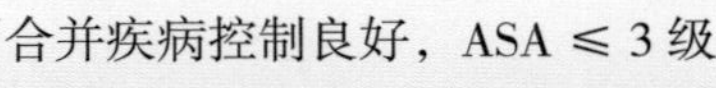

✓血压、血糖控制良好：空腹血糖控制在 5.6~10 mmol/L，随机血糖控制在 11.1 mmol/L 以内

✓精神食欲好，依从性好，积极配合功能锻炼

✓合并疾病控制良好，ASA ≤ 3 级

二、手术日（入院第 2~4 天）

术前禁食禁水及输液

✓术晨 6:00 饮用一瓶“术能（355 mL）”
✓中午以后接台患者上午 10:00 再饮一瓶“术能（355 mL）”
✓术晨降压药、心脏药、甲状腺药等必需服用药物小口水送服

预防性抗感染药物

- 不常规预防性使用

麻醉方式

- 局部浸润麻醉 + 基础镇痛（强化）或局部麻醉

手术方式

- 经皮椎间孔内镜（PTE）腰椎椎间盘切除术
- 经皮椎间孔内镜（PTE）腰椎侧路减压术
- 经皮椎间孔内镜（PTE）腰椎双侧椎管减压（ULBD）术

术中患者预处理

- 控制性降血压：收缩压 100 mmHg 以下

术中输液及引流

- 手术室护士为您扎静脉输液通路，麻醉医生负责术中输液
- 根据需要放置负压引流管一根（非常规）

术后当天观察

✓心电监护 2 h，不常规输液
✓重点观察患者有无以下情况：
- 下肢无力
- 引流量异常
- 感觉异常
- 胸、腹部不适

术后当天康复锻炼（术后即刻患者在床上可以自由轴向翻身和活动四肢）

- 术后 2 h 能够自主咳嗽，没有呛咳时可以尝试饮水和正常进食
- 术后 2 h 尝试坐起，若无不适可戴腰围下床行走

三、术后住院恢复（入院第 3~5 天）

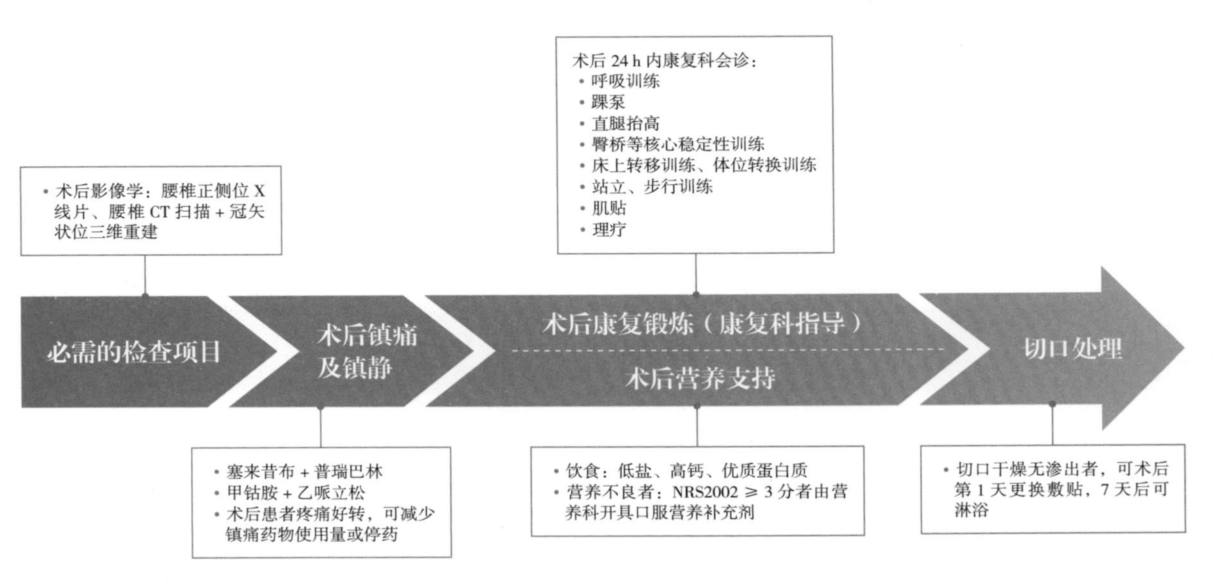

四、出院（入院第 3~5 天）

出院标准

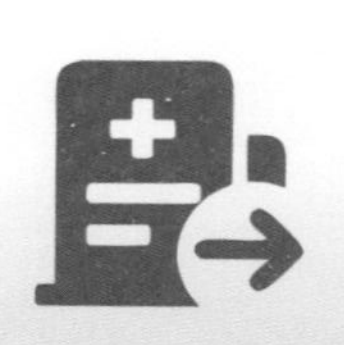

1. 患者生命体征平稳、精神食欲恢复、大小便正常
2. 切口干燥，无红肿、硬结等感染征象
3. 口服镇痛药（如选择性 COX–2 抑制剂塞来昔布）可有效控制疼痛，不影响患者睡眠和功能锻炼

出院医嘱及宣教

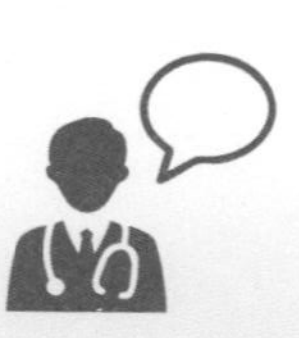

1. 出院带药：甲钴胺、塞来昔布、乙哌立松、普瑞巴林
2. 术后 2 周左右门诊拆线，拆线后 3 天去除敷料，可以淋浴，避免浸泡伤口
3. 遵医嘱佩戴腰围，避免弯腰负重和长距离行走 3 个月以上
4. 术后 1 个月、3 个月、半年、1 年、2 年于骨科门诊复查。1 个月后可就诊我院康复科门诊，指导功能康复

第二节　医师医嘱执行路径

适用对象

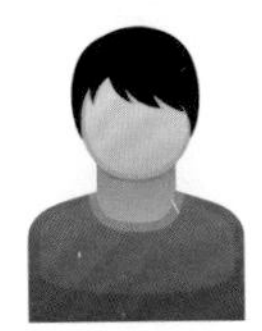

- 诊断：腰椎间盘突出症；腰椎管狭窄症；腰椎滑脱症等腰椎退行性疾病；合并的内科疾病尽量补充完整，以增加 CMI

术式：经皮椎间孔内镜（PTE）腰椎减压手术

一、术前医嘱（入院第 1~3 天）

长期医嘱	临时医嘱
Ⅰ级护理	血常规 +CRP
普食（根据患者饮食情况调节：糖尿病饮食、低盐低脂饮食等）	血型（病房）
测血压（qd，有高血压病史者 bid）	尿常规（病房化验室）
测血糖（只限糖尿病患者，备注：空腹及三餐后长期）	C21
镇痛方案： ✓甲钴胺 0.5 mg*1# tid ✓塞来昔布 200 mg*1# bid ✓乙哌立松 50 mg*1# tid ✓普瑞巴林 75 mg*1# bid	DIC 初筛
	HIV、梅毒、乙肝、丙肝
	血气分析（基础疾病多，＞ 50 岁，如不达标，吸氧 2 h 后复查血气）
	电脑多导联心电图
抗骨质疏松药物（限入院诊断合并骨质疏松患者）：碳酸钙 200 mg bid；阿法骨化醇（或骨化三醇）0.5 μg qd；鲑降钙素 50 IU im qd（有不良反应用鳗降钙素 20 IU*1 支 im st，住院期间只用 1 次）	申请病房彩超（双下肢动静脉、肝胆胰脾肾）
	申请 X 线（腰椎正侧位 + 胸片）（联系外送）

续表

长期医嘱	临时医嘱
内科疾病用药（既往有糖尿病、高血压等病史者）	腰椎 MRI 平扫，申请 CT（腰椎 CT 平扫 + 冠状位重建 + 矢状位重建 + 三维重建）
抗凝药：术前华法林、氯吡格雷等抗凝药停 1 周左右，入院后给予低分子肝素 0.4 mL ih qd，有明确血栓者，请相关科室后调整用量	入院营养风险评估提示≥ 3 分请营养科会诊

备注：VTE 评分 + 腰椎 ODI 评分（主管医师质控，在病程上记录）
主管医师收患者——指导患者及家属扫二维码进行第二次宣教
主治医师术前谈话——指导患者及家属扫二维码进行第三次宣教

二、术前一日医嘱（入院第 2~4 天，均为即刻医嘱）

明日手术（备注：拟定明日在“局部麻醉 + 强化”下行经皮椎间孔内镜腰椎减压术）
术前禁食水（备注：术晨 6:00 饮用一瓶“术能”；若中午 12:00 以后接患者，则上午 10:00 再饮用一瓶“术能”）
地西泮 5 mg po（备注：术前晚 9:00）
塞来昔布 200 mg（备注：术前晚）
降压药、扩张冠状血管药、甲状腺药（备注：术晨 6:00 小口水送服）

备注：不常规备皮，不灌肠

三、术后医嘱（入院第 3~5 天）

长期医嘱	临时医嘱
Ⅰ级护理、饮食	禁食水［术后 2 h 尝试饮水和普食（糖尿病患者为糖尿病饮食）］
测血压 qd（有高血压病史者 bid）	心电监护（数量：2）

续表

长期医嘱	临时医嘱
测血糖（只限糖尿病患者，备注：空腹及三餐后长期）	氧气吸入（数量：2）
镇痛方案： ✓甲钴胺 0.5 mg*1# tid ✓塞来昔布 200 mg*1# bid ✓乙哌立松 50 mg*1# tid ✓普瑞巴林 75 mg*1# bid	血常规（病房化验室）（备注：明晨）
术中神经刺激明显，应用甲强龙 80 mg+100 mL 生理盐水 3 天（无糖尿病者）；同时口服法莫替丁片，20 mg bid	P2+P3（备注：明晨）
内科疾病用药（既往有糖尿病、高血压等病史者）	申请 X 线（备注：腰椎正侧位）
抗凝药：术前华法林、氯吡格雷等抗凝药停 1 周左右，入院后给予低分子肝素 0.4 mL ih qd，有明确血栓者，请相关科室后调整用量	申请 CT（腰椎 CT 平扫＋冠状位＋矢状位＋三维重建）
	请康复科会诊（指导锻炼）

备注：不常规使用抗生素，不常规输液（如果术后带回液体，术后 2 h 心电监护撤除时停用剩余液体及拔除套管针）
术后即刻患者在床上可以自由轴向翻身和活动四肢
术后 2 h 患者可佩戴腰围下地
患者术后回病房即评 VTE（主管医师质控），出院前完成康复科会诊

四、出院医嘱（入院第 3~5 天，均为即刻医嘱）

明日出院
停长期医嘱，改Ⅱ级护理
甲钴胺 0.5 mg tid（2 周量）
乙哌立松 50 mg tid（2 周量）
塞来昔布 200 mg bid（2 周量）
普瑞巴林 75 mg bid（2 周量）

续表

抗骨质疏松药物（骨质疏松患者）
其他原发病 + 内科药（根据患者病情需要）

备注：预约骨科门诊（术后 2 周）、营养科门诊（NRS 评分≥ 3 分者）和康复科门诊（术后 1 个月的同一天）
做医疗结算，打印出院记录及证明
评 VTE 并打印 + 腰椎 ODI 评分（在病程上记录，主管医师质控）

五、出院医嘱及宣教（出院记录上填写）

1. 出院带药：营养神经对症止痛
2. 伤口定期换药（3~5 天换药一次、2 周左右门诊拆线，拆线后 3 天去除敷料，可以淋浴，避免浸泡伤口）
3. 遵医嘱佩戴腰围，避免弯腰、负重和长距离行走 3 个月
4. 术后 1 个月、3 个月、半年、1 年、2 年于骨科门诊复查。1 个月后可就诊我院康复科门诊，指导功能康复

第三节　护士医嘱执行路径

适用对象

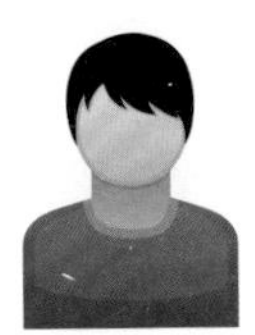

• 诊断：腰椎间盘突出症；腰椎管狭窄症；腰椎滑脱症等腰椎退行性疾病；合并的内科疾病尽量补充完整，以增加 CMI

术式：经皮椎间孔内镜（PTE）腰椎减压术

一、入院流程

1. 备齐入院物品（二维码），入院扫二维码宣教
2. 文件书写，完善入院各项护理表单［体温单、入院评估单、自理能力量表、压疮风险、跌倒风险、营养风险表、焦虑抑郁量表 HAD、疼痛强度（≥ 7 分）、护理记录、健康教育］
3. 完善病历各项签字单签字，核对并佩戴腕带
4. 介绍病房环境，带入病房。24:00 后禁食水，晨起抽血

二、术前医嘱（入院第 1~3 天）

长期医嘱	临时医嘱
Ⅰ级护理：按照护理级别进行护理	血常规 +CRP
普食：根据患者既往病史及医嘱对患者进行饮食指导	血型（病房）
测血压：遵医嘱，异常汇报	尿常规（病房化验室）
测血糖：遵医嘱，异常汇报	C21

续表

长期医嘱	临时医嘱
术前镇痛方案： ✓甲钴胺 0.5 mg*1# tid ✓塞来昔布 200 mg*1# bid ✓乙哌立松 50 mg*1# tid ✓普瑞巴林 75 mg*1# bid	DIC 初筛
	HIV、梅毒、乙肝、丙肝
抗骨质疏松药物（限入院诊断合并骨质疏松患者）：碳酸钙 200 mg bid；阿法骨化醇（或骨化三醇）0.5 μg qd；鲑降钙素 50 IU im qd（有不良反应用鳗降钙素 20 IU*1 支 im st，住院期间只用 1 次）	血气分析（基础疾病多，50 岁以上，如不达标，吸氧 2 h 后复查血气）
	电脑多导联心电图
内科疾病用药（既往有糖尿病、高血压等病史者）	申请病房彩超（双下肢深静脉、肝胆胰脾肾）
遵医嘱给予患者服药，并关注药物过敏史及副作用	申请 X 线（腰椎正侧位 + 胸片）（联系外送）
抗凝药：术前华法林、氯吡格雷等抗凝药停 1 周左右，入院后给予低分子肝素 0.4 mL ih qd，有明确血栓者，请相关科室后调整用量。遵医嘱给予抗凝药，并关注药物副作用	腰椎 MRI 平扫，申请 CT（腰椎 CT 平扫 + 冠状位重建 + 矢状位重建 + 三维重建）
入院评估： ✓营养状况评估（NRS2002 和 MNA-SF）：术前 ✓疼痛评估（VAS）：术后 2 h/24 h/出院前 ✓焦虑抑郁评估（HAD）：术前 + 出院前 ✓跌倒风险评估（Morse 跌倒评分）：术前	入院 NRS 营养风险评估提示 ≥ 3 分通知住院医师请营养科会诊

三、术前一日医嘱（入院第 2~4 天，均为即刻医嘱）

明日手术（备注：拟定明日在“局部麻醉 + 强化”下行经皮椎间孔内镜减压术）

续表

术前禁食水（术晨 6:00 前饮用完“术能”，由大夜班 6:00 前确认，若中午 12:00 以后接患者，则上午 10:00 前再饮用一瓶“术能”，由责任护士确认）
地西泮 5 mg po（备注：术前晚 9:00）
塞来昔布 200 mg（备注：术前晚）
降压药、扩张冠状血管药、甲状腺药（备注：术晨 6:00 小口水送服）

备注：不常规备皮，不灌肠

四、术前护理

1. 心理护理
2. 用物准备评估：腰围、看护垫、便盆、尿壶
3. 功能训练：咳嗽、咳痰练习、戒烟、床上排便练习、轴向翻身方法、腰围佩戴练习、踝泵、直腿抬高练习
4. 术前准备：通知禁食水并挂标识、更换病号服、摘假牙及饰物、了解药物过敏史、消毒术区皮肤、进行手术标识
5. 文件书写：手术交接单、护理记录、ADL
6. 术晨：早上 6:00 前饮用完“术能”，由大夜班 6:00 前确认，若中午 12:00 以后接患者，则上午 10:00 前再饮用一瓶“术能”，由责任护士确认。大夜班确认术晨药服药到口情况，7:30 确认首台患者标识，消毒术区皮肤，更换病号服，测量生命体征，填写手术交接单，异常汇报

五、术后医嘱（入院第 3~5 天）

长期医嘱	临时医嘱
Ⅰ级护理：按照护理级别进行护理	禁食水［术后 2 h 尝试饮水和普食（糖尿病患者为糖尿病饮食）］
饮食：术后 2 h 尝试饮水和普食（糖尿病患者为糖尿病饮食）	心电监护（数量：2）

续表

长期医嘱	临时医嘱
测血压：遵医嘱，异常汇报	氧气吸入（数量：2）
测血糖：遵医嘱，异常汇报	血常规（病房化验室）（备注：明晨）
术前镇痛方案： ✓甲钴胺 0.5 mg*1# tid ✓塞来昔布 200 mg*1# bid ✓乙哌立松 50 mg*1# tid ✓普瑞巴林 75 mg*1# bid	P2+P3（备注：明晨）
术中神经刺激明显，应用甲强龙 80 mg+100 mL 生理盐水用 3 天（无糖尿病者）；同时口服法莫替丁片，20 mg bid	申请 X 线（备注：腰椎正侧位）
内科疾病用药（有糖尿病、高血压等既往病史者）。遵医嘱给予患者用药，并关注药物过敏史及副作用	申请 CT（腰椎 CT 平扫 + 冠状位 + 矢状位 + 三维重建）
抗凝药：术前华法林、氯吡格雷等抗凝药停 1 周左右，入院后给予低分子肝素 0.4 mL ih qd，有明确血栓者，请相关科室后调整用量。遵医嘱给予抗凝药，并关注药物副作用	入院营养风险评估提示≥ 3 分请营养科会诊
	请康复科会诊（指导锻炼）

备注：不常规使用抗生素，不常规输液（如果术后带回液体，术后 2 h 心电监护撤除时停用剩余液体及拔除套管针）
术后即刻患者在床上可以自由轴向翻身和活动四肢
术后 2 h 患者可佩戴腰围下地

六、术后护理

1. 病情观察：意识、生命体征、伤口敷料、四肢感觉、运动、肌力、疼痛
2. 并发症：硬膜外血肿、下肢深静脉血栓、脑脊液漏、感染（伤口、泌尿系、肺部、椎间隙）
3. 管路：引流管（负压 / 常压、颜色、性质、量）、尿管（均术后第 1 天拔除，男女均由护士操作）

续表

4. 术后即可轴向翻身和活动四肢。术后 2 h 患者可佩戴腰围下地，应注意采取正确翻身、起卧姿势，起床活动时保持腰背部挺直，避免弯腰、脊柱扭曲。告知患者起床三部曲。首次下床前要有人看护，并评估下床能力，避免跌倒
5. 饮食：禁食水 2 h，2 h 后无恶心、呕吐可尝试饮水，无异常呛咳可进食
6. 可带引流管下地，预防跌倒及管路滑脱
7. 护理文书：手术交接单、ADL、护理记录、生命体征单、体温单、疼痛评分、跌倒评分、压疮评分、VTE 评分
8. 支具使用：遵医嘱佩戴腰围，卧床休息时可摘除腰围

七、术后康复锻炼

1. 踝泵练习
2. 股四头肌等长收缩
3. 勾脚直腿抬高
4. 侧身起卧位训练

备注：康复科会诊指导功能锻炼

八、出院医嘱（入院第 3~5 天，均为即刻医嘱）

明日出院
甲钴胺 0.5 mg tid（2 周量）
乙哌立松 50 mg tid（2 周量）
塞来昔布 200 mg bid（2 周量）
普瑞巴林 75 mg bid（2 周量）
抗骨质疏松药物（骨质疏松患者）
其他原发病＋内科药（根据患者病情需要或请示上级医生）
与患者或家属确认出院带药，并宣教注意事项

备注：预约骨科门诊（术后 2 周）、营养科门诊（NRS 评分≥ 3 分者）和康复科门诊（术后 1 个月的同一天）

九、出院医嘱及宣教（出院记录上填写）

1. 出院带药：营养神经对症止痛
2. 伤口定期换药（3~5 天换药一次、2 周左右门诊拆线，拆线后 3 天去除敷料，可以淋浴，避免浸泡伤口）
3. 遵医嘱佩戴腰围，避免弯腰负重和长距离行走 3 个月，术后 3 个月内尽量避免过度弯腰、扭腰、俯身屈曲，不推重物或搬举重物，不过度用力。改善生活方式，合理运动，劳逸结合，避免久站久坐、坐姿不良、过度负重等不良生活习惯
4. 术后 1 个月、3 个月、半年、1 年、2 年于骨科门诊复查。1 个月后可就诊我院康复科门诊，指导功能康复

十、出院护理

1. 出院带药：住院期间使用的口服药，可根据症状遵医嘱继续口服 2~4 周
2. 结算方式宣教
3. 带走生活用品、影像学资料、饭卡、冰箱药、胰岛素笔、自备药等
4. 遵医嘱佩带腰围，要求患者术后起床活动时佩戴 3 个月
5. 术后 3 个月内戒烟戒酒，避免弯腰、扭转，避免跌倒及其他外伤
6. 伤口定期换药（3~5 天换药一次，一般换药至术后 2 周左右时间；如伤口为丝线间断缝合，2 周门诊拆线，如为皮内缝合无须拆线）。出院后复查：骨科门诊（术后 2 周）、营养科和康复科门诊（术后 1 个月）
7. 护理文书 开次日出院：ADL 评分、护理记录（改护理级别、皮肤、VTE、抗凝药写观察）、打印 ADL，出院指导 开当日出院：跌倒评分、ADL 评分、护理记录（改护理级别、皮肤、VTE、跌倒高危写措施、抗凝药写观察）、打印体温单、血糖单、ADL，出院指导。完善出院随访
8. 整理病历顺序

第四节　患者宣教手册

适用对象

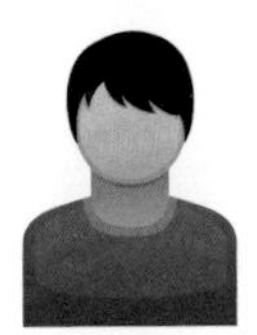

- 腰椎间盘突出症
- 腰椎管狭窄症
- 腰椎滑脱症等腰椎退行性疾病

术式：经皮椎间孔内镜（PTE）腰椎减压术

诊断依据

病史：长期腰痛（症状不重）反复发作，近期伴有下肢的放射痛和麻木，间歇性跛行，影响患者生活质量

体征：有明确的与症状相符的体征，如下肢有感觉相应节段区的感觉减退，下肢直腿抬高试验和加强试验阳性

一、术前准备（入院第 1~3 天）

1. 入院准备：为保证患者住院期间的生活需要，请您关注入院须知及备齐入院所需用品（具体扫描二维码）（图 3.1）；还请您准备好平常内科用药的清单（包括降压药、降糖药、胰岛素笔、降脂药等，应包括药物的名称、服用方法和剂量）。若您术前有波立维、华法林、利血平或降压 0 号等药物，需要停用 3~7 天并更换相应替代药物。入院后根据具体病情医生会调整用药。

2. 术前检查：为了保证手术安全，您将接受的常规检查包括

图 3.1

抽血化验（包括血常规、生化、凝血等指标）、心电图、脊柱 X 线、脊柱 CT、脊柱 MRI、骨密度等，医生还可能会根据您的个人情况增加其他必要的检查，这些检查能够帮助手术医生及麻醉医生更详细了解您的身体情况有无手术禁忌证及判断手术的责任节段，以便于更加安全、精准地制订您的治疗方案。

3. 加强营养：良好的营养状况有利于术后伤口的愈合并能减少并发症的风险。建议您加强营养，保证蔬菜水果的种类丰富，促进消化，同时适当增加肉蛋奶类优质蛋白质的摄入。入院时护士会对您的营养状况做出初步评估，如果您的营养状况欠佳，我院专业的营养科医生会根据您的检查结果和营养评分为您添加补充剂。

4. 血糖控制：血糖控制不佳会影响手术伤口愈合，严重的会造成伤口甚至深部创口感染。建议患者自测血糖，空腹血糖控制在 5.6~10 mmol/L，随机血糖控制在 11.1 mmol/L 以内，防止伤口甚至深部创口感染，以及糖尿病相关并发症。

5. 腰围准备：入院前需要提前自购合适的腰围，推荐腰围如图 3.2 所示（腰围上下高度建议 32 cm 以上，后方自带 4~6 根可以拆卸的钢条）。

6. 手术签字：待您的术前检查完善后，手术医生会在术前 1~2 天向您及家属交代病情并完善术前签字等手续，术前谈话主要内容包括：入院检查结果、患者下一步治疗方案、手术日期、手术风险、注意事项、手术预期、护工安排、术后康复等。如果您和家属还有任何疑问可以随时向医生提出。

7. 术前功能锻炼：术前的功能锻炼有助于加快您术后的康复。

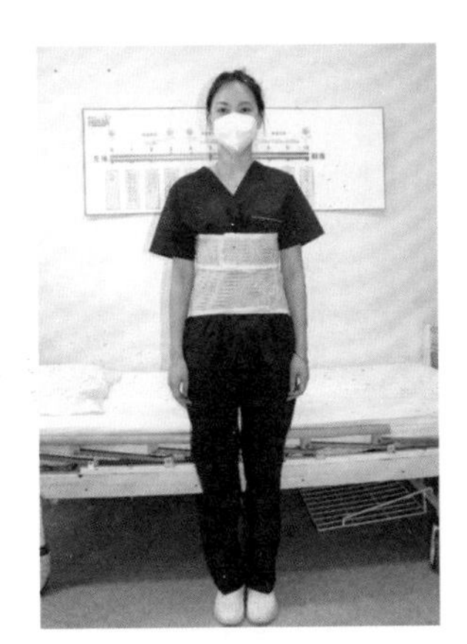

图 3.2

- 踝泵练习（图 3.3）：仰卧位，双腿伸直，向上勾脚尖，坚持 2~6 s，脚尖向下绷，坚持 2~6 s。每组 10~20 个，每天 3 组，根据个人情况，可适当增减。

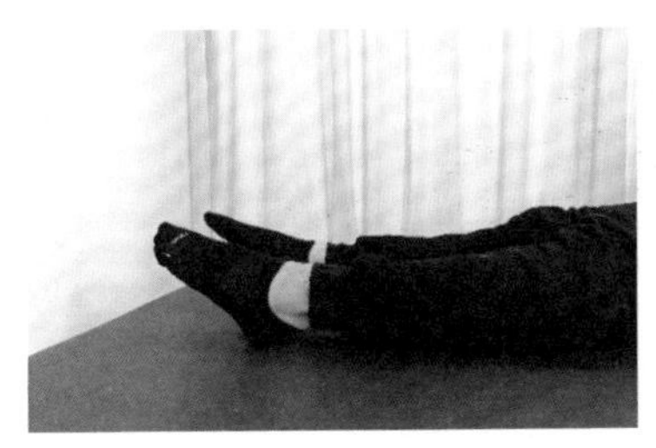

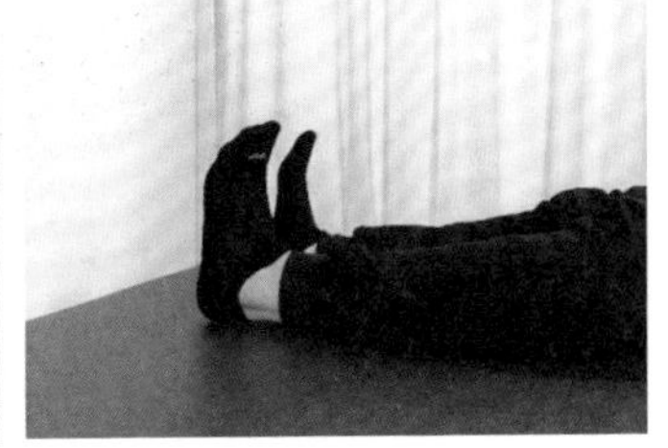

图 3.3

- 勾脚直腿抬高练习（图 3.4）：勾脚直腿抬高，平躺在床上，把腿伸起，让大腿上的肌肉收紧、绷直，与床成 45° 夹角，每次维持 3~5 s，再慢慢地放下。每组 5~10 个，每天 3 组，根据个人情况，可适当增减。

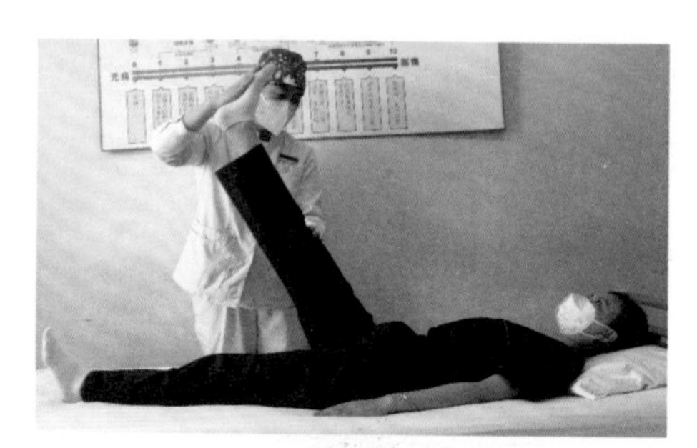

图 3.4

- 腰背肌锻炼（五点支撑法，遵医嘱后执行，图 3.5）：仰卧床上，去枕屈膝，双肘部及枕部顶住床，腰部及臀部向上抬起，枕部、双肘和双脚“五点”撑起身体的重量，每次维持 30~60 s，放松腰部肌肉，慢慢放下臀部休息 3~5 s，重复上述动作。每组 5~10 个，每天 3 组，根据个人情况，可适当增减。

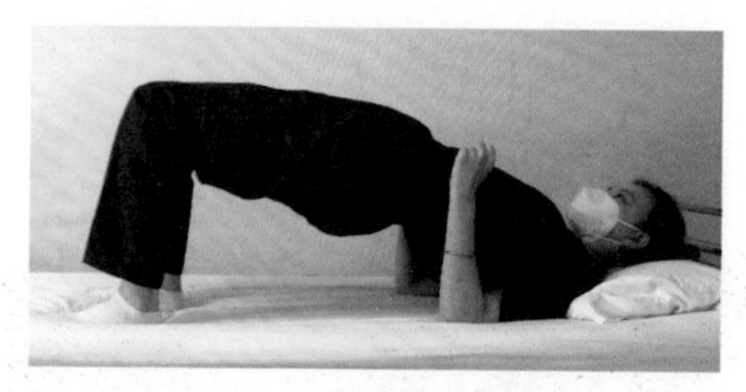

图 3.5

二、手术日（入院第 1~3 天）

1. 饮食安排： 术前无须灌肠，手术当天清晨 6:00 之前可饮水，并饮用一瓶“术能（355 mL）”。如果您的手术安排在下午，手术当天上午 10:00 前可以饮水，并再次饮用一瓶“术能（355 mL）”。

2. 术前准备：第一台手术早上 8:30 左右由专人推床送您进入手术室，此前请您更换统一病号服并排空膀胱，摘除饰品及假牙，保存好个人物品。此时家属可前往家属等候区等候，单节段手术操作时间为 1~2 h，进出手术室手术相关准备时间约 1 h。

3. 术中情况：进入手术室后会由手术室护士为您扎静脉输液通路，麻醉医生负责您在手术期间的麻醉、支持与监护，您只需配合麻醉医生。手术需要侧躺或趴在脊柱手术床上，手术为局部强化麻醉，患者全程清醒可与医护人员交流。

4. 返回病房：术后即刻您在床上可以自由轴向翻身和活动四肢，可以垫枕头，我们会为您吸氧以及监护 2 h，不常规输液。您可能会出现头晕恶心的症状，这与镇痛、镇静药物有关，我们会应用药物控制，您有任何不适都可以通知医生、护士。术后约 2 h，您能够完成自主咳嗽，没有呛咳时可以尝试饮水，并可以正常进食。术后 2 h，可佩戴腰围坐起，如无头晕或无力，可下地活动。首次下床活动一定呼叫护士或护工辅助，勿独自下床，预防跌倒。

三、手术后（入院第 2~4 天）

1. 疼痛管理：我们已有较完善的围术期疼痛控制策略，如果疼痛影响到您的正常生活、睡眠、下地行走，您可以通知护士或医生，我们会根据情况为您调整止痛药。

2. 术后营养：增加肉蛋奶类优质蛋白质和多种蔬菜水果的摄入，如果您出现便秘、腹胀等不适，我们可以为您开具促排便药物。

3. 康复锻炼：返回病房后您可以在医生指导下开始进行锻炼，术后当天即开始踝泵练习、勾脚直腿抬高练习、腰背肌锻炼、行走锻炼等，针对康复锻炼不佳患者有专门康复科医生指导锻炼（具体方法见前文术前功能锻炼）。

四、出院（入院第 2~5 天）

1. 出院带药：包括止痛、营养神经及相应的抗骨质疏松药物（合并骨质疏松患者）。

2. 伤口处理：3~5 天换药一次、2 周左右门诊拆线，拆线后 3 天去除敷料，可以淋浴，避免浸泡伤口）。

3. 腰围佩戴：遵医嘱佩戴腰围 3 个月，避免弯腰、负重和长距离行走。

4. 门诊复诊：

✓康复科门诊：术后 1 个月就诊，继续功能锻炼和指导功能康复。

✓骨科门诊：术后 3 个月、6 个月、12 个月、2 年患者本人来骨科门诊复查。

第四章

单侧双通道脊柱内镜（UBE）腰椎手术（全身麻醉）

第一节　ERAS 临床路径

适用对象

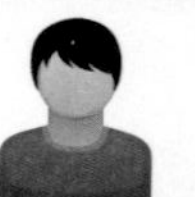

- 腰椎间盘突出症
- 腰椎管狭窄症
- 腰椎滑脱症等腰椎退行性疾病

术式：UBE 腰椎手术

诊断依据

病史：长期腰痛（症状不重）反复发作，近期伴有下肢放射痛和麻木，间歇性跛行，影响患者生活质量

体征：有明确的与症状相符的体征，如下肢有感觉相应节段区的感觉减退，下肢勾脚直腿抬高试验和加强试验阳性

辅助检查：腰椎正侧位片、功能位片、腰椎的 CT 三维重建（包括矢状面和冠状面）、腰椎 MRI，影像学表现如椎骨滑脱、不稳、椎间盘突出、黄韧带肥厚、关节突关节增生、椎体边缘增生骨赘、椎体后缘离断征、椎间高度下降、发育性椎管狭窄等导致神经根或马尾神经受压并与临床症状体征相吻合

精确诊断与定位：需结合病史、体征及影像学结果以明确责任节段及受累神经，对于诊断困难的患者，尚需进一步结合神经电生理检查等，必要时应配合神经根封闭、关节突关节封闭、椎间盘造影等有创诊断措施

方案选择依据

1. 诊断明确，症状明显，保守治疗无效，严重影响患者正常生活质量
2. 无手术禁忌证：①合并髋膝关节病变、下肢血管病变、椎管内肿瘤、椎管内感染等，需要鉴别，应予以排除；②全身情况差，或合并有重要脏器疾患，不能耐受麻醉和手术创伤；③身体任何部位的活动性及隐匿感染；④严重精神或认知障碍；⑤恶性肿瘤晚期

临床路径标准住院日为 3~5 天

术前准备（入院第 1~3 天）

患者教育 → 长期医嘱 → 临时医嘱（· 必需的检查项目；· 根据患者合并疾病情况选择的检查项目） → 术前需达到目标

手术日（入院第 2~4 天）

术前禁食禁水及输液 → 预防性抗感染药物 → 麻醉方式 → 手术方式 → 术中患者预处理 → 术中输液及引流 → 术后当天观察 → 术后当天康复锻炼

术后住院恢复（入院第 3~5 天）

必需的检查项目 → 术后镇痛及镇静 → 术后康复锻炼 / 术后营养支持 → 切口处理

出院（入院第 3~5 天）

- 出院标准
- 出院医嘱及宣教

一、术前准备（入院第 1~3 天）

患者教育

1. 宣教：向患者和家属讲解手术方式、手术效果和手术风险。入院宣教包括：戒烟戒酒；咳嗽、咳痰和功能锻炼；教会患者正确的日常生活姿势、翻身方法
2. 加强营养：进食高蛋白、高维生素、高热量食物，糖尿病患者限制碳水化合物摄入，营养不良者请营养科会诊营养支持
3. 评估：
   - ✓营养状况评估（NRS2002）
   - ✓疼痛评估（VAS）
   - ✓焦虑抑郁评估（HAD）
   - ✓跌倒风险评估（Morse 跌倒评分）
   - ✓ VTE 风险评估（Caprini 评分）
   - ✓腰椎 ODI
4. 抗血栓药物：如术前长期口服阿司匹林双抗药物或华法林，需要遵医嘱停药 3~7 天更换药物进行替代治疗

长期医嘱

1. 测血压（无高血压 qd，高血压 bid）
2. 测血糖：糖尿病患者以外不常规测
3. 合并疾病用药：按照《腰椎后路短节段手术加速康复外科实施流程专家共识》（中华骨与关节外科杂志，2019）执行
4. 疼痛评估：VAS 评分 tid 或 qid
5. 超前镇痛：
   - ✓塞来昔布 200 mg bid
   - ✓普瑞巴林 75 mg bid
   - ✓乙哌立松 50 mg tid
   - ✓甲钴胺 0.5 mg tid

临时医嘱

必需的检查项目

1. 血常规 +CRP、尿常规、C21、术前凝血常规、血气（＞50 岁）、输血前全套（乙肝、丙肝、HIV、梅毒等）
2. 腰椎 X 线片六位像
3. 腰椎 MRI
4. 腰椎 CT 薄层扫描 + 冠状位 / 矢状位三维重建
5. 胸片、心电图
6. 血气分析
7. 双下肢动静脉彩超
8. 请康复科会诊（指导锻炼）

根据患者合并疾病情况选择的检查项目

1. 动态心电图
2. 心脏彩超
3. 心肌酶 / 心肌核素灌注 / 冠脉 CT/ 冠脉造影
4. 营养科会诊（NRS 评分≥ 3 分）
5. 骨密度（＞50 岁或绝经后妇女）

术前需达到目标

- ✓血压、血糖控制良好：空腹血糖控制在 5.6~10 mmol/L，随机血糖控制在 11.1 mmol/L 以内
- ✓精神食欲好，依从性好，积极配合功能锻炼
- ✓合并疾病控制良好，ASA ≤ 3 级

二、手术日（入院第 2~4 天）

术前禁食禁水及输液

- 术晨 6:00 饮用一瓶“术能（355 mL）”
- 中午以后接台患者上午 10:00 再饮一瓶“术能（355 mL）”
- 术晨降压药、心脏药、甲状腺药等小口水送服

预防性抗感染药物（术中）

- 第二代头孢菌素一次
- 头孢过敏者用克林霉素

麻醉方式

- 全身麻醉

手术方式

- UBE 腰椎间盘切除术
- UBE 腰椎侧隐窝减压术
- UBE 腰椎管双侧减压术（ULBD）术

术中患者预处理

- 常规切皮前 5~10 min 氨甲环酸 0.5 g 静脉一次滴注
- 控制性降血压：收缩压 100 mmHg 以下

术中输液及引流

- 手术室护士为您扎静脉输液通路，麻醉医生负责术中输液
- 常规放置负压引流管一根

术后当天观察

心电监护 6 h，患者有无以下情况

- 下肢无力
- 感觉异常
- 引流量异常
- 胸、腹部不适

术后当天康复锻炼

- 术后 6 h 以后不输液，术后即刻患者在床上可自由轴向翻身和活动四肢
- 术后 6 h 患者可佩戴腰围下地行走

三、术后住院恢复（入院第 3~5 天）

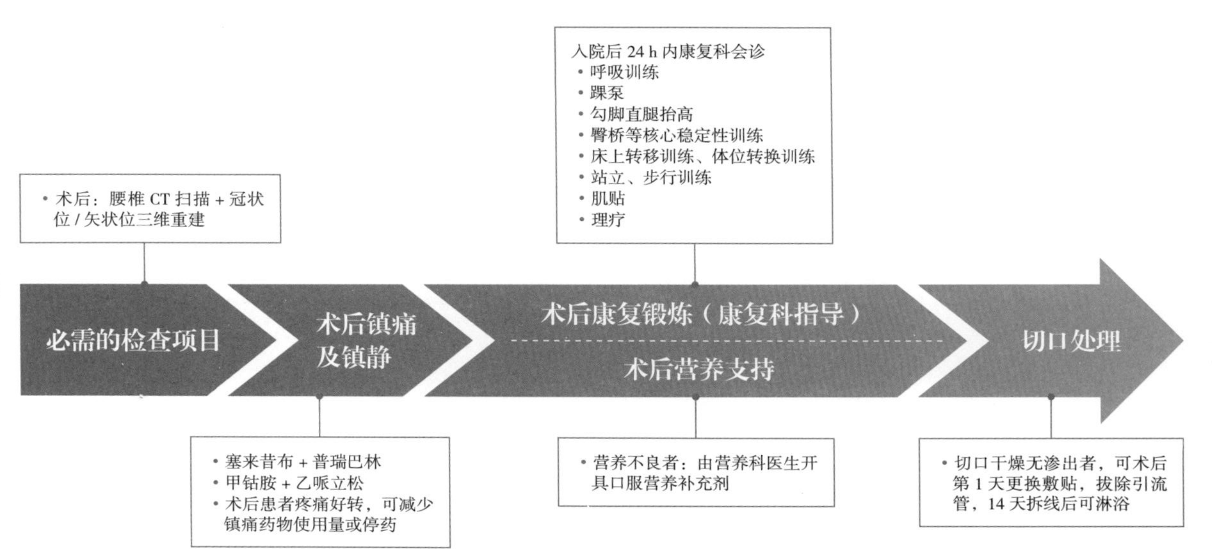

备注：术后 6 h 以后常规不输液，术后即刻患者在床上可自由轴向翻身和活动四肢。术后 6 h 患者可佩戴腰围下地

四、出院（入院第 3~5 天）

出院标准

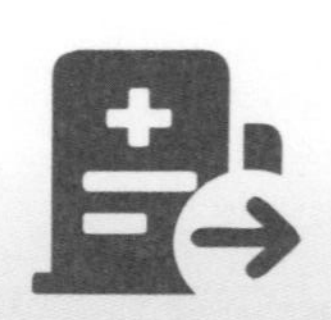

1. 患者生命体征平稳、精神食欲恢复、大小便正常
2. 切口干燥，无红肿、硬结等感染征象
3. 口服镇痛药（如选择性 COX–2 抑制剂塞来昔布）可有效控制疼痛，不影响患者睡眠和功能锻炼

出院医嘱及宣教

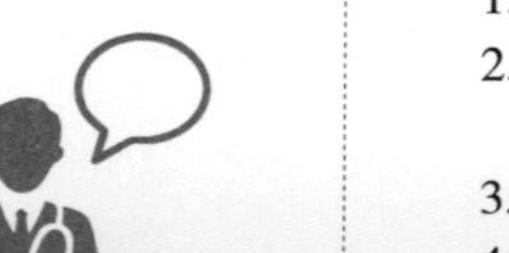

1. 出院带药：塞来昔布、甲钴胺、乙哌立松、普瑞巴林
2. 术后 2 周左右门诊拆线，拆线后 3 天去除敷料，可以淋浴，避免浸泡伤口
3. 腰围佩戴 1 个月以上，避免弯腰、负重和长距离行走 3 个月以上
4. 术后 1 个月、3 个月、半年、1 年、2 年于骨科门诊复查。1 个月后可就诊我院康复科门诊，指导功能康复

第二节　医师医嘱执行路径

适用对象

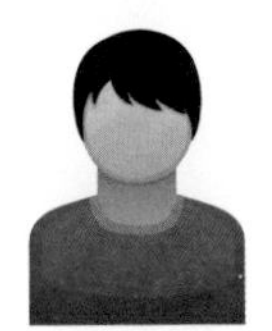

• 诊断：腰椎间盘突出症；腰椎管狭窄症；腰椎滑脱症（1 度）等腰椎退行性疾病；合并的内科疾病尽量补充完整，以增加 CMI

术式：UBE 腰椎间盘切除术
或 UBE 腰椎侧隐窝减压术
或 UBE 腰椎管双侧减压术（ULBD）等

一、术前医嘱（入院第 1~3 天）

<table>
<tr><th>长期医嘱</th><th>临时医嘱</th></tr>
<tr><td>Ⅰ级护理</td><td>血常规 +CRP</td></tr>
<tr><td>普食（根据患者饮食情况调节：糖尿病饮食、低盐低脂饮食等）</td><td>血型（病房）</td></tr>
<tr><td>测血压（qd，有高血压病史者 bid）</td><td>尿常规（病房化验室）</td></tr>
<tr><td>测血糖（只限糖尿病患者，备注：空腹及三餐后长期）</td><td>C21</td></tr>
<tr><td rowspan="2">术前镇痛：
✓甲钴胺 0.5 mg*1# tid
✓塞来昔布 200 mg*1# bid
✓乙哌立松 50 mg*1# tid
✓普瑞巴林 75 mg*1# bid</td><td>DIC 初筛</td></tr>
<tr><td>HIV、梅毒、乙肝、丙肝</td></tr>
<tr><td rowspan="3">抗骨质疏松药物（限入院诊断合并骨质疏松患者）：碳酸钙 200 mg bid；阿法骨化醇（或骨化三醇）0.5 μg qd；鲑降钙素 50 IU im qd（有不良反应用鳗降钙素 20 IU*1 支 im st，住院期间只用 1 次）</td><td>血气分析（> 50 岁，如不达标，吸氧 2 h 后复查血气）</td></tr>
<tr><td>申请超声心动图（> 50 岁或既往有心脏病史）</td></tr>
<tr><td>电脑多导联心电图</td></tr>
</table>

续表

<table>
<tr><th>长期医嘱</th><th>临时医嘱</th></tr>
<tr><td rowspan="2">内科疾病用药（既往有糖尿病、高血压等病史者）</td><td>申请病房彩超（肝胆胰脾肾、双下肢动静脉）</td></tr>
<tr><td>申请 X 线（腰椎正侧双斜过伸过屈位 + 胸片）（联系外送）</td></tr>
<tr><td rowspan="3">抗凝药：术前华法林、氯吡格雷等抗凝药停 1 周左右，入院后给予低分子肝素 0.4 mL ih qd，有明确血栓者，请相关科室后调整用量</td><td>腰椎 MRI；腰椎 CT 平扫（冠状位 + 矢状位 + 三维重建）</td></tr>
<tr><td>请康复科会诊（指导锻炼）</td></tr>
<tr><td>入院营养风险评估提示≥ 3 分请营养科会诊</td></tr>
</table>

备注：VTE 评分 + 腰椎 ODI 评分（主管医师质控，在病程上记录）
主管医师收患者——指导患者及家属扫二维码进行第二次宣教
主治医师术前谈话——指导患者及家属扫二维码进行第三次宣教

二、术前一日医嘱（入院第 1~3 天，均为即刻医嘱）

明日手术（备注：拟定明日在“全身麻醉”下行 UBE 腰椎手术）
术前禁食水（术晨 6:00 饮用一瓶“术能”，若中午 12:00 以后接患者，则术晨 10:00 再饮用一瓶“术能”）
头孢呋辛钠 1.5 g+100 mL NS（带入手术室）
若有头孢或青霉素过敏史，改用克林霉素 0.6 g+100 mL NS（带入手术室）
氨甲环酸 0.5 g+100 mL NS（术中带药）
地西泮 5 mg po（备注：术前晚 9:00）
塞来昔布 200 mg（备注：术前晚）

备注：不常规备皮，不灌肠

三、术后医嘱（入院第 3~5 天）

长期医嘱	临时医嘱
Ⅰ级护理、饮食	禁食水（术后 4 h 尝试饮水和正常进食）（糖尿病患者为糖尿病饮食）
测血压 qd（有高血压病史者 bid）	心电监护（数量：6）
测血糖（只限糖尿病患者，备注：空腹及三餐后长期）	氧气吸入（数量：6）
镇痛方案： ✓甲钴胺 0.5 mg*1# tid ✓塞来昔布 200 mg*1# bid ✓乙哌立松 50 mg*1# tid ✓普瑞巴林 75 mg*1# bid	血常规（病房化验室）（备注：明晨）
术中神经刺激明显，应用甲强龙 80 mg+100 mL 生理盐水 3 天（无糖尿病者）；同时口服法莫替丁片，20 mg bid	P2+P3（备注：明晨）
布地奈德 1 mg+ 异丙托溴铵 0.5 mg+ 10 mL NS 雾化吸入 bid（常规使用 3 天，必要时可延长）	申请 X 线（备注：腰椎正侧位）
内科疾病用药（既往有糖尿病、高血压等病史者）	术后补液 500 mL 左右（监护期内用完）
通便润肠药：杜密克 15 mL*1 袋 qd	申请 CT（冠状位重建 + 矢状位重建 + 三维重建）
抗凝药：术前华法林、氯吡格雷等抗凝药停 1 周左右，入院后给予低分子肝素 0.4 mL ih qd，有明确血栓者，请相关科室后调整用量	保留负压引流（长期）（次日拔除或引流液少于 30 mL/d 时拔除，拔除时停医嘱），记引流量（长期）（拔除时停医嘱）
导尿管留置（长期）（次日术晨查房后拔除，拔除时停长期医嘱，护士负责拔导尿管）	

备注：术后不常规使用抗生素，原则上术后 6 h 以后不输液，术后即刻患者在床上可自由轴向翻身和活动四肢。术后 6 h 患者可佩戴腰围下地，推手术患者回病房即评 VTE

四、出院医嘱（入院第 3~5 天，均为即刻医嘱）

明日出院
停长期医嘱，改Ⅱ级护理
甲钴胺 0.5 mg tid（2 周量）
乙哌立松 50 mg tid（2 周量）
塞来昔布 200 mg bid（2 周量）
普瑞巴林 75 mg bid（2 周量）
抗骨质疏松药物（限入院诊断合并骨质疏松患者）
其他原发病 + 内科药（根据患者病情需要）

备注：预约骨科门诊（术后 2 周）、营养科门诊（NRS 评分≥ 3 分者）和康复科门诊（术后 1 个月的同一天）
做医疗结算，打印出院记录及证明
评 VTE 并打印 + 腰椎 ODI 评分（在病程上记录，主管医师质控）

五、出院医嘱及宣教（出院记录上填写）

1. 出院带药：营养神经、对症止痛
2. 伤口定期换药（3~5 天换药一次、2 周左右门诊拆线，拆线后 3 天去除敷料，可以淋浴，避免浸泡伤口）
3. 腰围佩戴 1 个月以上（卧床休息时可摘除腰围），避免弯腰、负重和长距离行走 3 个月以上
4. 术后 1 个月、3 个月、半年、1 年、2 年于骨科门诊复查。1 个月后就诊我院康复科门诊，指导功能康复

备注：主管医师指导患者及家属扫二维码进行第四次宣教

第三节　护士医嘱执行路径

适用对象

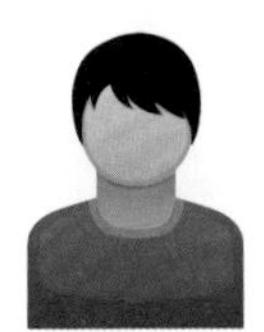

• 诊断：腰椎间盘突出症；腰椎管狭窄症；腰椎滑脱症（1 度）等腰椎退行性疾病；合并的内科疾病尽量补充完整，以增加 CMI

术式：UBE 腰椎间盘切除术
或 UBE 腰椎侧隐窝减压术
或 UBE 腰椎管双侧减压术（ULBD）等

一、入院流程

入院流程
1. 备齐入院物品（二维码），入院扫二维码宣教
2. 文件书写，完善入院各项护理表单［体温单、入院评估单、自理能力量表、压疮风险、跌倒风险、营养风险表、焦虑抑郁量表 HAD、疼痛强度（≥ 6 分）、护理记录、健康教育］
3. 完善病历各项签字单签字，核对并佩戴腕带
4. 介绍病房环境，带入病房。24:00 后禁食水，晨起抽血

二、术前医嘱（入院第 1~3 天）

长期医嘱	临时医嘱
Ⅰ级护理：按照护理级别进行护理	血常规 +CRP
普食：根据患者既往病史及医嘱对患者进行饮食指导	血型（病房）
测血压：遵医嘱，异常汇报	尿常规（病房化验室）

续表

长期医嘱	临时医嘱
测血糖：遵医嘱，异常汇报	C21
镇痛方案： ✓甲钴胺 0.5 mg*1# tid ✓塞来昔布 200 mg*1# bid ✓乙哌立松 50 mg*1# tid ✓普瑞巴林 75 mg*1# bid	DIC 初筛
	HIV、梅毒、乙肝、丙肝
抗骨质疏松药物（限入院诊断合并骨质疏松患者）：碳酸钙 200 mg bid；阿法骨化醇（或骨化三醇）0.5 μg qd；鲑降钙素 50 IU im qd（有不良反应用鳗降钙素 20 IU*1 支 im st，住院期间只用 1 次）	血气分析（＞50 岁，如不达标，吸氧 2 h 后复查血气）
内科疾病用药（既往有糖尿病、高血压等病史者）	电脑多导联心电图
遵医嘱给予患者服药，并关注药物过敏史及副作用	申请超声心动图（＞50 岁或既往心脏病史）
抗凝药：术前华法林、氯吡格雷等抗凝药停 1 周左右，入院后给予低分子肝素 0.4 mL ih qd，有明确血栓者，请相关科室后调整用量。遵医嘱给予抗凝药，并关注药物副作用	申请病房彩超（肝胆胰脾肾、双下肢动静脉）
	申请 X 线（腰椎正侧双斜过伸过屈位 + 胸片）（联系外送）
入院评估： ✓营养状况评估（NRS2002 和 MNA-SF）：术前 ✓疼痛评估（VAS）：术后 2 h/24 h/出院前 ✓焦虑抑郁评估（HAD）：术前 + 出院前 ✓跌倒风险评估（Morse 跌倒评分）：术前	腰椎 MRI；腰椎 CT 平扫（冠状位重建 + 矢状位重建 + 三维重建）
	NRS 评分≥ 3 分请营养科会诊 请康复科会诊（指导锻炼）

三、术前一日医嘱（入院第 1~3 天，均为即刻医嘱）

明日手术（备注：拟定明日在“全身麻醉”下行 UBE 腰椎手术）
术前禁食水（术晨 6:00 前饮用完“术能”，由大夜班 6:00 前确认，若中午 12:00 以后接患者，则上午 10:00 前再饮用一瓶“术能”，由责任护士确认）
头孢呋辛钠 1.5 g+100 mL NS（带入手术室） 若有头孢或青霉素过敏史，改用克林霉素 0.6 g+100 mL NS（带入手术室）
氨甲环酸 0.5 g+100 mL NS（术中带药）
地西泮 5 mg po（备注：术前晚 9:00）
塞来昔布 200 mg（备注：术前晚）
降压药、扩张冠状血管药、甲状腺药（备注：术晨 6:00 小口水送服）

备注：不常规备皮，不灌肠

四、术前护理

1. 心理护理
2. 用物准备评估：腰围、看护垫、便盆、尿壶
3. 功能训练：咳嗽、咳痰练习、戒烟、床上排便练习、轴向翻身方法、腰围佩戴练习、踝泵、腰背肌、勾脚直腿抬高练习
4. 术前准备：通知禁食水（标识）、更换病号服、摘假牙及饰物、了解药物过敏史、消毒术区皮肤、进行手术标识
5. 文件书写：手术交接单、护理记录、ADL
6. 术晨：早上 6:00 前饮用一瓶“术能”，由大夜班 6:00 前确认，若中午 12:00 以后接患者，则上午 10:00 前再饮用一瓶“术能”，由责任护士确认。大夜班确认术晨药服药情况，7:30 确认首台患者标识，消毒术区皮肤，更换病号服，测量生命体征，填写手术交接单，异常汇报

五、术后医嘱（入院第3~5天）

<table>
<tr><th>长期医嘱</th><th>临时医嘱</th></tr>
<tr><td>Ⅰ级护理：按照护理级别进行护理</td><td rowspan="2">禁食水（术后4 h尝试饮水和正常进食）（糖尿病患者为糖尿病饮食）</td></tr>
<tr><td>饮食：术后4 h尝试饮水和普食</td></tr>
<tr><td>测血压：遵医嘱，异常汇报</td><td rowspan="2">心电监护（数量：6）</td></tr>
<tr><td>测血糖：遵医嘱，异常汇报</td></tr>
<tr><td>术后镇痛：
✓甲钴胺 0.5 mg*1# tid
✓塞来昔布 200 mg*1# bid
✓乙哌立松 50 mg*1# tid
✓普瑞巴林 75 mg*1# bid</td><td>氧气吸入（数量：6）</td></tr>
<tr><td>术中神经刺激明显，应用甲强龙80 mg+100 mL生理盐水3天（无糖尿病者）；同时口服法莫替丁片，20 mg bid</td><td>血常规（病房化验室）（备注：明晨）</td></tr>
<tr><td>布地奈德1 mg+异丙托溴铵0.5 mg+10 mL NS雾化吸入bid（常规使用3天，必要时可延长）</td><td>P2+P3（备注：明晨）</td></tr>
<tr><td>内科疾病用药（既往有糖尿病、高血压等病史者）</td><td rowspan="2">申请X线（备注：腰椎正侧位）</td></tr>
<tr><td>通便润肠药：杜密克15 mL*1袋qd</td></tr>
<tr><td>遵医嘱给予患者用药，并关注药物过敏史及副作用</td><td rowspan="2">术后补液500 mL左右
（6 h监护期内）</td></tr>
<tr><td>抗凝药：术前华法林、氯吡格雷等抗凝药停1周左右，入院后给予低分子肝素0.4 mL ih qd，有明确血栓者，请相关科室后调整用量。遵医嘱给予抗凝药，并关注药物副作用</td></tr>
</table>

续表

长期医嘱	临时医嘱
导尿管留置（长期）（次日晨查房后拔除，拔除时停长期医嘱，负责护士拔导尿管） 保留负压引流（长期）（一般次日拔除或少于 30 mL/d 时拔除，拔除时停长期医嘱） 记引流量（长期）（次日拔除，拔除时停长期医嘱）	申请 CT（冠状位重建 + 矢状位重建 + 三维重建）

备注：术后不常规使用抗生素，原则上术后 6 h 以后不输液，术后即刻患者在床上可自由轴向翻身和活动四肢。术后 6 h 患者可佩戴腰围下地（可以同时拔除尿管）

六、术后护理

1. 病情观察：意识、生命体征、伤口敷料、四肢感觉、运动、肌力、疼痛
2. 并发症：硬膜外血肿、下肢深静脉血栓、脑脊液漏、感染（伤口、泌尿系、肺部、椎间隙）
3. 管路：引流管（负压 / 常压、颜色、性质、量）、尿管（术后第 1 天拔除）
4.. 术后即可轴向翻身和活动四肢。术后 6 h 患者可佩戴腰围下地，应注意采取正确翻身、起卧姿势，起床活动时保持腰背部挺直，避免弯腰、脊柱扭曲。告知患者起床三部曲。首次下床前要有人看护，并评估下床能力，避免跌倒
5. 饮食：禁食水 4 h，4 h 后无恶心、呕吐可尝试饮水，无异常呛咳可进食
6. 可带引流管下地，预防跌倒及管路滑脱
7. 护理文书：手术交接单、ADL、护理记录、生命体征单、体温单、疼痛评分、跌倒评分、压疮评分、VTE 评分
8. 支具使用：腰围（卧床休息时可摘除腰围）

七、术后康复锻炼

1. 呼吸训练、咳嗽咳痰训练
2. 踝泵练习
3. 股四头肌等长收缩
4. 勾脚直腿抬高
5. 腰背肌练习
6. 侧身起卧位训练

八、出院医嘱（入院第 3~5 天，均为即刻医嘱）

明日出院
甲钴胺 0.5 mg tid（2 周量）
乙哌立松 50 mg tid（2 周量）
塞来昔布 200 mg bid（2 周量）
普瑞巴林 75 mg bid（2 周量）
抗骨质疏松药物（限入院诊断合并骨质疏松患者）
其他原发病 + 内科药（根据患者病情需要或请示上级医师）
与患者或家属确认出院带药，并宣教注意事项

备注：预约骨科门诊（术后 2 周）、营养科门诊（NRS 评分≥ 3 分者）和康复科门诊（术后 1 个月的同一天）

九、出院医嘱及宣教（出院记录上填写）

1. 出院带药：营养神经、对症止痛
2. 伤口定期换药（3~5 天换药一次、2 周左右门诊拆线，拆线后 3 天去除敷料，可以淋浴，避免浸泡伤口）
3. 腰围佩戴 1 个月以上（卧床休息时可摘除腰围），避免弯腰、负重和长距离行走 3 个月以上
4. 术后 1 个月、3 个月、半年、1 年、2 年于骨科门诊复查。1 个月后就诊我院康复科门诊，指导功能康复

十、出院护理

1. 出院带药：住院期间使用的口服药，可根据症状遵医嘱继续口服2~4周
2. 结算方式宣教
3. 带走生活用品、影像学资料、饭卡、冰箱药、胰岛素笔、自备药等
4. 佩戴腰围保护（卧床休息时可摘除腰围），要求患者术后起床活动时佩戴1个月
5. 术后3个月内戒烟戒酒，避免弯腰、扭转，避免跌倒及其他外伤
6. 伤口定期换药（3~5天换药一次，一般换药至术后2周左右时间；如伤口为丝线间断缝合，2周门诊拆线，如为皮内缝合无须拆线）。出院后复查：骨科门诊（术后2周）、营养科门诊和康复科门诊（术后1个月）
7. 护理文书 开次日出院：ADL评分、护理记录（改护理级别、皮肤、VTE、抗凝药写观察）、打印ADL，出院指导 开当日出院：跌倒评分、ADL评分、护理记录（改护理级别、皮肤、VTE、跌倒高危写措施、抗凝药写观察）、打印体温单、血糖单、ADL，出院指导。完善出院随访
8. 整理病历顺序

第四节　患者宣教手册

适用对象

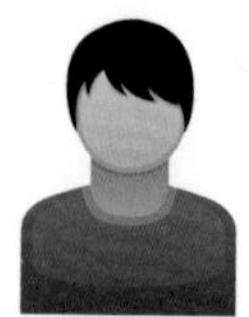

- 腰椎间盘突出症
- 腰椎管狭窄症
- 腰椎滑脱症等腰椎退行性疾病

术式：UBE 腰椎手术

诊断依据

病史：长期腰痛（症状不重）反复发作，近期伴有下肢的放射痛和麻木，间歇性跛行，影响患者生活质量

体征：有明确的与症状相符合的体征，如下肢有感觉相应节段区的感觉减退，下肢勾脚直腿抬高试验和加强试验阳性

一、术前准备（入院第 1~3 天）

1. 入院准备：为保证患者住院期间的生活需要，请您关注入院须知及备齐入院所需用品（具体扫描二维码）（图 4.1）；还请您准备好平常内科用药的清单（包括降压药、降糖药、胰岛素笔、降脂药等，应包括药物的名称、服用方法和剂量）。若您术前有阿司匹林、波立维、华法林、利血平或降压 0 号等药物，需要停用 3~7 天并更换相应替代药物。入院后根据具体病情医生会调整用药。

图 4.1

2. 术前检查：为了保证手术安全，您将接受的常规检查包括抽血化验（包括血常规、生化、凝血等指标）、心电图、脊柱 X 线、脊柱 CT、脊柱 MRI、骨密度等，医生还可能会根据您的个人情况增加其他必要的检查，这些检查能够帮助手术医生及麻醉医生更详细了解您的身体情况有无手术禁忌证及判断手术的责任节段，以便于更加安全、精准地制订您的治疗方案。

3. 加强营养：良好的营养状况有利于术后伤口的愈合并能减少并发症的风险。建议您加强营养，保证蔬菜水果的种类丰富，促进消化，同时适当增加肉蛋奶类优质蛋白质的摄入。入院时护士会对您的营养状况做出初步评估，如果您的营养状况欠佳，我院专业的营养科医生会根据您的检查结果和营养评分为您添加补充剂。

4. 血糖控制：血糖控制不佳会影响手术伤口的愈合，严重的会造成伤口甚至深部创口感染。建议患者自测血糖，空腹血糖控制在 5.6~10 mmol/L，随机血糖控制在 11.1 mmol/L 以内，防止伤口甚至深部创口感染，以及糖尿病相关并发症。

5. 腰围准备：入院前需要提前自购合适的腰围，推荐腰围如图 4.2 所示（腰围上下高度建议 32 cm 以上，后方自带 4~6 根可以拆卸的钢条）。

6. 手术签字：待您的术前检查完善后，手术医生会在术前 1~2 天向您及家属交代病情并完善术前签字等手续，术前谈话主要内容包括：入院检查结果、患者下一步治疗方案、手术日期、手术风险、注意事项、手术预期、护工安排、术后康复等。如果您和家属还有任何疑问可以随时向医生提出。

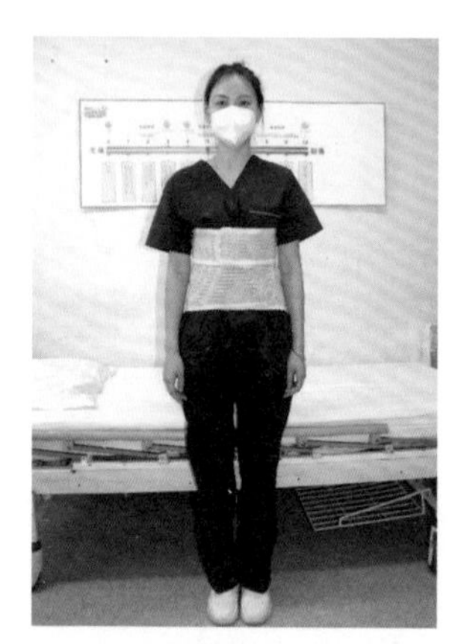

图 4.2

7. 术前功能锻炼：术前的功能锻炼有助于加快您术后的康复。

- 踝泵练习（图 4.3）：仰卧位，双腿伸直，向上勾脚尖，坚持 2~6 s，脚尖向下绷，坚持 2~6 s。每组 10~20 个，每天 3 组，根据个人情况，可适当增减。
- 勾脚直腿抬高练习（图 4.4）：勾脚直腿抬高，平躺在床上，把腿伸起，让大腿上的肌肉收紧、绷直，与床成 45° 夹角，每次维持 3~5 s，再慢慢地放下。每组 5~10 个，每天 3 组，根据个人情况，可适当增减。

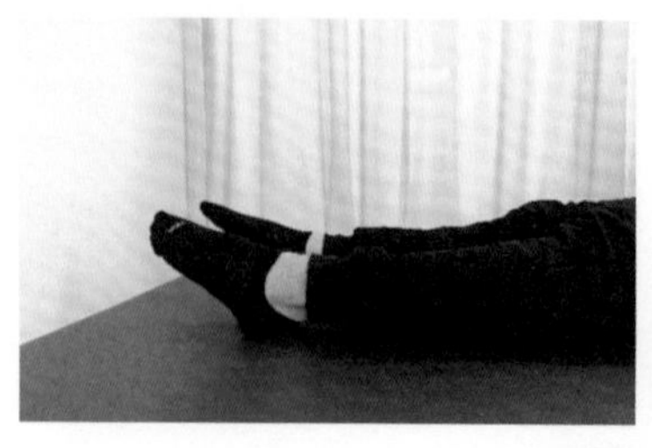 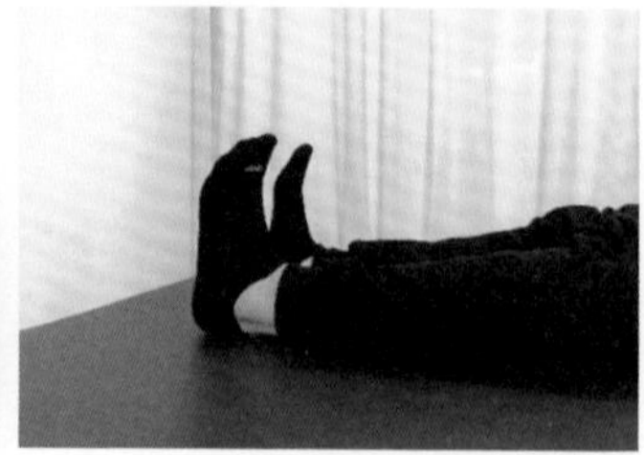

图 4.3

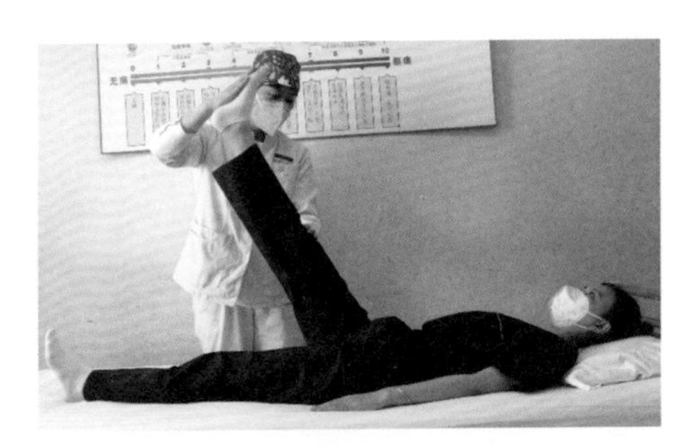

图 4.4

- 腰背肌锻炼（五点支撑法，遵医嘱执行，图 4.5）：仰卧床上，去枕屈膝，双肘部及枕部顶住床，腰部及臀部向上抬起，枕部、双肘和双脚“五点”撑起身体的重量，每次维持 30~60 s，放松腰部肌肉，慢慢放下臀部休息 3~5 s，重复上述动作。每组 5~10 个，每天 3 组，根据个人情况，可适当增减。

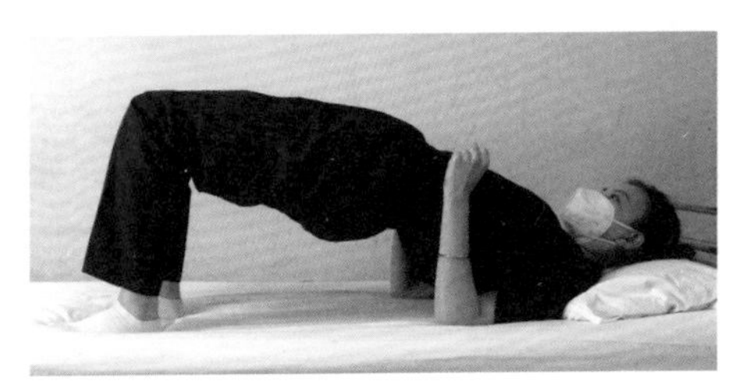

图 4.5

二、手术日（入院第 1~3 天）

1. 饮食安排： 术前无须灌肠，手术当天清晨 6:00 之前可饮水，并饮用一瓶“术能（355 mL）”。如果您的手术安排在下午，手术当天上午 10:00 前可以饮水，并再次饮用一瓶“术能（355 mL）”。

2. 术前准备：第一台手术早上 8:30 左右由专人推床送您进入手术室，此前请您更换统一病号服并排空膀胱，摘除饰品及假牙，保存好个人物品。

3. 术中情况：进入手术室后会由手术室护士为您扎静脉输液通路，麻醉医生负责您手术期间的全身支持与监护，您只需配合麻醉医生，随后睡觉即可。麻醉苏醒后，您的口中有气管插管，会有不适，不要用手拔，待您情况允许麻醉医生会为您拔管。此时您也会有想小便的感觉，这是因为您会带一根尿管。您也会感到腰部酸胀，这是正常现象，输液中会有止痛药，我们会根据您疼痛程度给予止痛药加量或换用更强效止痛药。随后您会被转到麻醉术后监护室，待您的情况允许后即可返回病房。您的腰部一般会有 1~2 根引流管，这是为了帮助排出伤口中的积血，可能会对您造成不适，引流管和尿管会尽快拔除。

4. 返回病房：术后即刻您在床上可以自由轴向翻身和活动四肢，可以垫枕头，我们会为您吸氧以及监护 6 h。您可能会出现头晕恶心的症状，这与镇痛、镇静药物有关，我们会应用药物控制，您有任何不适都可以通知医生、护士。术后约 4 h 后，您能够完成自主咳嗽，没有呛咳时可以尝试饮水，并可以正常进食。术后 6 h，可佩戴腰围坐起，如无头晕或无力，可下地活动。首次下床活动一定呼叫护士或护工辅助，勿独自下床，预防跌倒。

三、手术后（入院第 3~5 天）

1. 疼痛管理：我们已有较完善的围术期疼痛控制策略，如果疼痛影响到您的正常生活、睡眠、下地行走，您可以通知护士或医生，我们会根据情况为您调整止痛药。

2. 术后营养：增加肉蛋奶类优质蛋白质和多种蔬菜水果的摄

入，如果您出现便秘、腹胀等不适，我们可以为您开具促排便药物。如果您的营养状况欠佳，我院专业的营养科医生会根据您的检查结果和营养评分为您添加补充剂。

3. 康复锻炼： 返回病房后您可以在医生指导下开始进行锻炼，术后当天即开始踝泵练习、勾脚直腿抬高练习、行走锻炼等，针对康复锻炼不佳患者有专门康复科医生指导锻炼（具体方法见前文术前功能锻炼）。

四、出院

1. 出院带药： 包括止痛、营养神经及相应的抗骨质疏松药物（合并骨质疏松患者）。

2. 伤口处理： 3~5 天换药一次，一般换药至术后 2 周左右时间；如伤口为丝线间断缝合，2 周门诊拆线，如为皮内缝合无须拆线。拆线后 3 天去除敷料，可以淋浴，避免浸泡伤口。

3. 腰围佩戴： 腰围佩戴 1 个月以上（卧床休息时可摘除腰围），避免弯腰负重和长距离行走 3 个月以上。

4. 门诊复诊：

✓康复科门诊：术后 1 个月就诊，继续功能锻炼和指导功能康复。

✓骨科门诊：术后 2 周、术后 3 个月、6 个月、12 个月、2 年患者本人来骨科门诊复查。

第五章

腰椎后路开放手术（全身麻醉）

第一节　ERAS 临床路径

适用对象

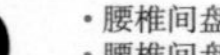

- 腰椎间盘突出症
- 腰椎间盘突出症伴不稳
- 腰椎管狭窄症
- 腰椎滑脱症等腰椎退行性疾病

术式：1~3 个节段的单纯减压术、髓核摘除 / 椎间盘切除术、植骨融合内固定术等

诊断依据

病史：长期腰痛，反复发作，近期再次加重，伴有下肢的放射痛和麻木，间歇性跛行，影响患者生活质量

体征：有明确的与症状相符合的体征，如腰部棘突或棘突间隙存在压痛点，下肢有感觉相应节段区的感觉减退，下肢勾脚直腿抬高试验和加强试验阳性

辅助检查：腰椎正侧位片、功能位片、腰椎的 CT 三维重建（包括矢状面和冠状面）、腰椎 MRI，影像学表现如椎骨滑脱、不稳、椎间盘突出、黄韧带肥厚、关节突关节增生、椎体边缘增生骨赘、椎体后缘离断征、椎间高度下降、发育性椎管狭窄等导致神经根或马尾神经受压并与临床症状体征相吻合

精确诊断与定位：需结合病史、体征及影像学结果以明确责任节段及受累神经，对于诊断困难的患者，尚需进一步结合神经电生理检查等，必要时应配合神经根封闭、关节突关节封闭、椎间盘造影等有创诊断措施

方案选择依据

1. 诊断明确，症状明显，保守治疗无效，严重影响患者正常生活质量
2. 无手术禁忌证：①合并髋膝关节病变、下肢血管病变、椎管内肿瘤、椎管内感染等，需要鉴别，应予以排除；②全身情况差，或合并有重要脏器疾患，不能耐受麻醉和手术创伤；③身体任何部位的活动性及隐匿感染；④严重精神或认知障碍；⑤恶性肿瘤晚期

临床路径标准住院日为 3~10 天

术前准备（入院第 1~4 天）

患者教育 → 长期医嘱 → 临时医嘱〔• 必需的检查项目 • 根据患者合并疾病情况选择的检查项目〕 → 术前需达到目标

手术日（入院第 2~5 天）

术前禁食禁水及输液 → 预防性抗感染药物 → 术前使用氨甲环酸 → 麻醉方式手术方式 → 控制性降压 → 激素使用 → 术中导尿 → 手术内植物 → 自体血回输 / 输血 → 手术当天应用氨甲环酸 → 预防手术部位感染及切口并发症 → 切口引流管管理 → 术后当天观察

术后住院恢复（入院第 3~10 天）

必需的检查项目 → 抗感染药物 → 术后镇痛及镇静 → 术后导尿管拔除 / 术后康复锻炼 → 术后氨甲环酸应用 → 切口处理 → 术后脑脊液漏的处理 → 术后营养支持

出院（入院第 3~10 天）

- 出院标准
- 出院医嘱及宣教

一、术前准备（入院第 1~4 天）

患者教育

1. 宣教：教会患者如何床上解大小便；教会正确的支具佩戴；轴向翻身和钟摆样起床技巧、各种保护腰椎的姿势体位以及从髋关节开始弯腰的理念
2. 评估
   ✓营养状况评估（NRS2002）
   ✓疼痛评估（VAS）
   ✓焦虑抑郁评估（HAD）
   ✓跌倒风险评估（Morse 跌倒评分）
   ✓ VTE 风险评估（Caprini 评分）
   ✓腰椎 ODI 评分
3. 营养：进食高蛋白、高维生素、高热量食物，糖尿病患者限制碳水化合物摄入；营养状态评估
4. 抗血栓药物：如术前长期口服阿司匹林、双抗或华法林，需要遵医嘱停药 3~7 天更换药物进行替代治疗

长期医嘱

1. 测血压（无高血压 qd，高血压者 bid）
2. 测血糖：糖尿病患者以外不常规测
3. 合并疾病用药：按照《腰椎后路短节段手术加速康复外科实施流程专家共识》（中华骨与关节外科杂志，2019）执行
4. 疼痛评估：VAS 评分
5. 超前镇痛：
   ✓塞来昔布 200 mg*1# bid
   ✓甲钴胺 0.5 mg*1# tid
   ✓乙哌立松 50 mg*1# tid
   ✓普瑞巴林 75 mg*1# bid

临时医嘱

1. 血常规 +CRP、尿常规、C21、术前凝血常规、血气（> 50 岁）、输血前全套（乙肝、丙肝、HIV、梅毒等）
2. 腰椎正侧位 X 线
3. 腰椎 MRI
4. 腰椎 CT 薄层扫描 + 冠矢状位三维重建
5. 胸片、心电图
6. 血气分析
7. 双下肢动静脉彩超
8. 康复科会诊指导功能锻炼（常规）：呼吸肌锻炼（腹式呼吸）；四肢力量训练，腰背肌训练；核心稳定性训练等

根据患者合并疾病情况选择的检查项目

1. 动态心电图
2. 心脏彩超
3. 心肌核素灌注 / 冠脉 CT/ 冠脉造影
4. 肌电图、诱发电位检查
5. 肺功能检查
6. 甲状腺 / 肾上腺皮质激素
7.SPECT、PET-CT
8. 类风湿因子、抗链球菌溶血素
9. 骨密度（绝经后妇女或 50 岁以上）
10. NRS ≥ 3 分营养科会诊评估

术前需达到目标

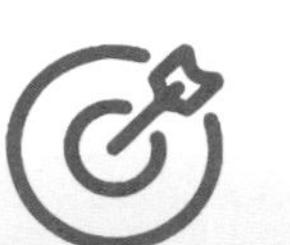

✓精神食欲好，依从性好，积极配合功能锻炼
✓血红蛋白≥ 110 g/L，白蛋白≥ 35 g/L
✓合并疾病控制良好，ASA ≤ 3 级

具体合并疾病评估和处理及需达到的目标参照按照《腰椎后路短节段手术加速康复外科实施流程专家共识》（中华骨与关节外科杂志，2019）

二、手术日（入院第 2~5 天）

术前禁食禁水及输液

- 术晨降压药、心脏药、甲状腺药等必需服用药物小口水送服
- 术晨 6:00 饮用一瓶“术能（355 mL）”
- 中午以后接台上午 10:00 再饮一瓶“术能（355 mL）”

预防性抗感染药物

常规选择二代头孢，具体按照《抗菌药物临床应用指导原则》（卫医发〔2015〕43 号）执行。一般共用 3 天（当天一天，术后两天）

术前使用氨甲环酸

常规切皮前 5~10 min 氨甲环酸 20 mg/kg 静脉滴注，缝皮前再输一次氨甲环酸。具体按照《中国骨科手术加速康复围手术期氨甲环酸与抗凝血药应用的专家共识》（中华骨与关节外科杂志，2019）执行

术前使用氨甲环酸

常规切皮前 5~10 分钟氨甲环酸 20 mg/kg 静脉滴注，缝皮前再输一次氨甲环酸。具体按照《中国骨科手术加速康复围手术期氨甲环酸与抗凝血药应用的专家共识》（中华骨与关节外科杂志，2019）执行

麻醉方式

- 全身麻醉
- 术中保温

手术方式

- 1~3 个节段的单纯减压术
- 髓核摘除 / 椎间盘切除术
- 植骨融合内固定术

控制性降压

短节段手术出血不多，无须控制性降压。仍可对术中出血较多的患者进行控制性降压，将收缩压控制在 90~110 mmHg 范围，具体按照《中国脊柱手术加速康复——围术期管理策略专家共识》（中华骨与关节外科杂志，2017）执行

激素使用

因腰椎手术部位为周围神经，一般无须常规使用激素

术中导尿

除小于 1.5 h 的后路手术（经 Wiltse 入路）可以不导尿外，其余腰椎后路手术建议术前导尿，术后尽早拔除尿管，具体参照《腰椎后路短节段手术加速康复外科实施流程专家共识》（中华骨与关节外科杂志，2019）执行

手术内植物

各种椎弓根螺钉内固定系统、椎间融合器及稳定系统、动态稳定系统、植骨材料、止血材料等

自体血回输 / 输血

- 常规

手术当天使用氨甲环酸

氨甲环酸应用（回病房后不用，除非上级医师指示）：可在第一剂氨甲环酸使用后 3 h、6 h、12 h 时各再重复使用氨甲环酸 1 g 静脉滴注，具体按照《中国骨科手术加速康复围手术期氨甲环酸与抗凝血药应用的专家共识》（中华骨与关节外科杂志，2019）执行

预防手术部位感染

具体按照《骨科择期手术加速康复预防手术部位感染指南》（中华骨与关节外科杂志，2020）执行

切口并发症的预防

具体按照《中国骨科手术加速康复切口管理指南》（中华骨与关节外科杂志，2018）执行

切口引流管管理

常规放置，排除脑脊液漏后，每天引流量小于 30 mL 时拔除

术后当天观察

患者双下肢的感觉运动功能、引流量、生命体征变化等。术后早期进行功能锻炼有利于减轻术后疼痛，促进功能恢复，减少并发症，缩短住院时间，提高患者的满意度。具体按照《中国脊柱手术加速康复——围术期管理策略专家共识》（中华骨与关节外科杂志，2017）执行

三、术后住院恢复（入院第 3~10 天）

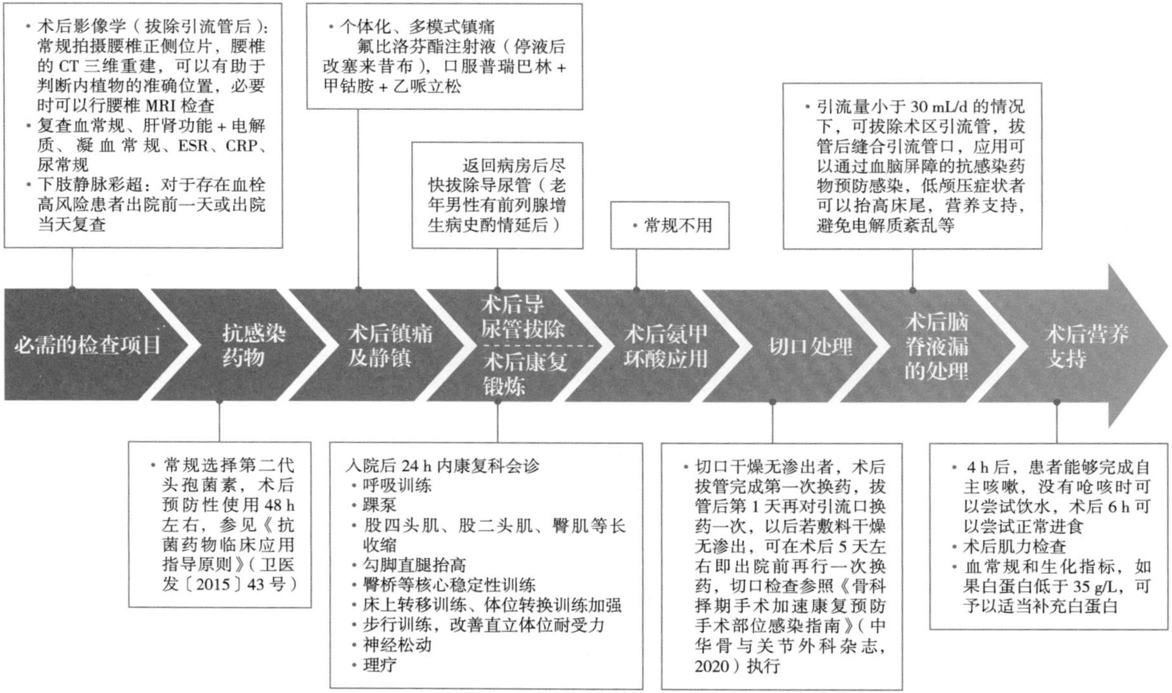

必需的检查项目
- 术后影像学（拔除引流管后）：常规拍摄腰椎正侧位片，腰椎的 CT 三维重建，可以有助于判断内植物的准确位置，必要时可以行腰椎 MRI 检查
- 复查血常规、肝肾功能 + 电解质、凝血常规、ESR、CRP、尿常规
- 下肢静脉彩超：对于存在血栓高风险患者出院前一天或出院当天复查

抗感染药物
- 常规选择第二代头孢菌素，术后预防性使用 48 h 左右，参见《抗菌药物临床应用指导原则》（卫医发〔2015〕43 号）

术后镇痛及静镇
- 个体化、多模式镇痛

氟比洛芬酯注射液（停液后改塞来昔布），口服普瑞巴林 + 甲钴胺 + 乙哌立松

术后导尿管拔除

返回病房后尽快拔除导尿管（老年男性有前列腺增生病史酌情延后）

术后康复锻炼

入院后 24 h 内康复科会诊
- 呼吸训练
- 踝泵
- 股四头肌、股二头肌、臀肌等长收缩
- 勾脚直腿抬高
- 臀桥等核心稳定性训练
- 床上转移训练、体位转换训练加强
- 步行训练，改善直立体位耐受力
- 神经松动
- 理疗

术后氨甲环酸应用
- 常规不用

切口处理
- 切口干燥无渗出者，术后拔管完成第一次换药，拔管后第 1 天再对引流口换药一次，以后若敷料干燥无渗出，可在术后 5 天左右即出院前再行一次换药，切口检查参照《骨科择期手术加速康复预防手术部位感染指南》（中华骨与关节外科杂志，2020）执行

术后脑脊液漏的处理
- 引流量小于 30 mL/d 的情况下，可拔除术区引流管，拔管后缝合引流管口，应用可以通过血脑屏障的抗感染药物预防感染，低颅压症状者可以抬高床尾，营养支持，避免电解质紊乱等

术后营养支持
- 4 h 后，患者能够完成自主咳嗽，没有呛咳时可以尝试饮水，术后 6 h 可以尝试正常进食
- 术后肌力检查
- 血常规和生化指标，如果白蛋白低于 35 g/L，可予以适当补充白蛋白

四、出院（入院第 3~10 天）

出院标准

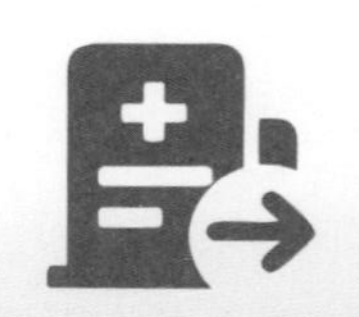

1. 患者生命体征平稳、精神食欲恢复、大小便正常
2. 血常规和生化检查没有明显的异常，特别是严重的低蛋白、贫血、血象增高等
3. 引流管已经拔除，切口干燥，无红肿、硬结、皮下积液等征象
4. 无严重的腰痛，下肢疼痛麻木缓解，口服镇痛药（如选择性 COX-2 抑制剂塞来昔布）可有效控制疼痛，不影响患者睡眠和功能锻炼
5. 术后 X 线片证实螺钉等内植物位置满意，无神经损伤
6. 没有需要住院处理的并发症和（或）合并症

出院医嘱及宣教

1. 出院带药：塞来昔布、甲钴胺、乙哌立松等
2. 伤口定期换药（3~5 天换药一次，一般换药至术后 2 周左右；如伤口为丝线间断缝合，术后 2 周门诊拆线，如为皮内缝合无须拆线）
3. 严格规范佩戴硬支具 3 个月以上（卧床休息时可摘除支具），需要避免弯腰负重 6 个月以上
4. 健康宣教：避免驾驶、久坐、提物、腰椎弯曲及扭转，避免长时间保持单一姿势
5. 继续“五点支撑法”行腰背肌功能锻炼，增加核心稳定性
6. 1 个月后可就诊我院康复科门诊，指导功能康复
7. 术后 1 个月、3 个月、半年、1 年、2 年于骨科门诊复查

第二节 医师医嘱执行路径

适用对象

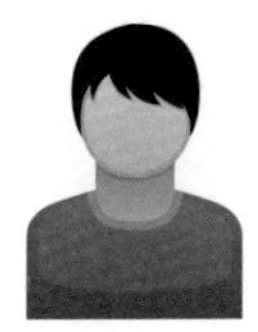

- 诊断：腰椎间盘突出症；腰椎管狭窄症；腰椎滑脱症等腰椎退行性疾病；合并的内科疾病尽量补充完整，以增加 CMI

术式：1~3 个节段的单纯减压术
髓核摘除 / 椎间盘切除术
植骨融合内固定术等

一、术前医嘱（入院第 1~3 天）

长期医嘱	临时医嘱
Ⅰ级护理	血常规
普食（根据患者饮食情况调节：糖尿病饮食、低盐低脂饮食等）	血型（病房）、C21 tnt+bnp（如有冠心病患者，必要时完善 CTA 后请心内科会诊）
测血压 qd（有高血压病史者 bid）	尿常规（病房化验室）
测血糖（只限糖尿病患者，备注：空腹及三餐后长期）	骨密度（绝经后妇女或＞ 50 岁）
术前镇痛： ✓塞来昔布 200 mg*1# bid ✓甲钴胺 0.5 mg*1# tid ✓乙哌立松 50 mg*1# tid ✓普瑞巴林 75 mg*1# bid	DIC 初筛 HIV、梅毒、乙肝、丙肝

续表

<table>
<tr><th>长期医嘱</th><th>临时医嘱</th></tr>
<tr><td rowspan="3">抗骨质疏松药物（限入院诊断合并骨质疏松患者）：碳酸钙 200 mg*1 片 bid；阿法骨化醇（或骨化三醇）0.5 μg qd；鲑降钙素注射液 50 IU*1 支 im qd（有不良反应用鳗降钙素 20 IU*1 支 im st，住院期间只用 1 次）</td><td>血气分析（如不达标，吸氧 2 h 后复查血气）</td></tr>
<tr><td>申请超声心动图（> 50 岁或既往有心脏病史）</td></tr>
<tr><td>电脑多导联心电图</td></tr>
<tr><td rowspan="2">内科疾病用药（既往有糖尿病、高血压等病史者）</td><td>申请病房彩超（肝胆胰脾肾、双下肢动脉、双下肢深静脉）</td></tr>
<tr><td>申请 X 线（腰椎正侧双斜过伸过屈位 + 胸片）（联系外送）</td></tr>
<tr><td rowspan="3">抗凝药：术前华法林、氯吡格雷等停 1 周左右，入院后低分子肝素 0.4 mL*1 支 ih qd，有明确血栓者，请相关科室后调整用量</td><td>MRI；腰椎 CT 平扫（冠状位 + 矢状位 + 三维重建）</td></tr>
<tr><td>康复科会诊（常规）</td></tr>
<tr><td>入院 NRS 评分≥ 3 分请营养科会诊</td></tr>
</table>

备注：VTE 评分 + 腰椎 ODI 评分（主管医师质控，在病程上记录）
主管医师收患者——指导患者及家属扫二维码进行第二次宣教
主治医师术前谈话—指导患者及家属扫二维码进行第三次宣教

二、术前一日医嘱（入院第 2~5 天，均为即刻医嘱）

<table>
<tr><td>明日手术（备注：拟定明日在“全身麻醉”下行腰椎后路减压椎弓根螺钉内固定术）</td></tr>
<tr><td>术前禁食水（术晨 6:00 饮用一瓶“术能”，若中午 12:00 以后接患者，则上午 10:00 再饮用一瓶“术能”）</td></tr>
<tr><td>头孢呋辛钠 1.5 g*1 支 +100 mL NS（带入手术室）
若有头孢或青霉素过敏史，改用克林霉素 0.6 g*1 支 +100 mL NS（带入手术室）</td></tr>
<tr><td>氨甲环酸 0.5 g*1 支 +100 mL NS（术中带药）</td></tr>
<tr><td>地西泮片 5 mg po（备注：术前晚 9:00）</td></tr>
<tr><td>塞来昔布 200 mg（备注：术前晚）</td></tr>
</table>

续表

降压药、扩张冠状血管药、甲状腺药（备注：术晨 6:00 小口水送服）
术前备血 2~4 U，200~400 mL 血浆：申请备红细胞、ABO 正反定。填写输血申请单，打印，填写传染病四项

备注：不常规备皮，不灌肠

三、术后医嘱（入院第 3~10 天）

长期医嘱	临时医嘱
Ⅰ级护理、饮食	禁食水（术后 4 h 尝试饮水和 6 h 正常进食）（糖尿病患者糖尿病饮食）
测血压 qd（有高血压病史者 bid）	心电监护（至次日晨 8:00）
测血糖（只限糖尿病患者，备注：空腹及三餐后长期）	氧气吸入（至次日晨 8:00）
抗生素：头孢呋辛钠 1.5 g*1 支 + 100 mL NS bid。一般共用 3 天（当天一天，术后两天），超 3 天需记病程说明理由（如体温、血象、咳嗽咳痰、伤口情况等）。若碰到周末需要停药，可备注几月几号起至几月几号停，护士会提醒值班医生停医嘱。若过敏，改用克林霉素 0.6 g*1 支 +100 mL NS qd	血常规（病房化验室）（开两个，分别备注：即刻、明晨）
术后镇痛 ✓塞来昔布（停氟比洛芬酯后使用）200 mg*1# bid ✓甲钴胺 0.5 mg*1# tid ✓乙哌立松 50 mg*1# tid ✓普瑞巴林 75 mg*1# bid	P2+P3（开两个，分别备注：即刻、明晨）
术中神经刺激明显：甲强龙 80 mg+ 100 mL 生理盐水用 3 天（糖尿病患者术后不用）；同时口服法莫替丁片，20 mg*1 片 bid	

续表

长期医嘱	临时医嘱
布地奈德 1 mg*1 支 + 异丙托溴铵 0.5 mg*1 支配 10 mL NS 雾化吸入 bid（常规使用 3 天停，必要时可延长）	术后补液 1000~1500 mL
内科疾病用药（既往有糖尿病、高血压等病史者）	申请 X 线（备注：腰椎正侧位）拔除引流管后复查
通便润肠药：乳果糖口服溶液 15 mL*1 袋 qd	
抗凝药：术前华法林、氯吡格雷等停 1 周左右，入院后给予低分子肝素 0.4 mL*1 支 ih qd，有明确血栓者，请相关科室后调整用量	申请 CT（腰椎 CT 平扫，冠状面重建 + 矢状面重建 + 三维重建），拔除引流管后复查
导尿管留置（长期）（次日拔除，拔除时停长期医嘱，护士负责拔导尿管） 保留闭式引流（长期）（拔除时停长期医嘱，引流量小于 30 mL/d 的情况下，可拔除术区引流管） 记引流量（长期）（拔除时停长期医嘱）	

备注：术后抗生素使用≤ 72 h，术后即刻患者在床上可以自由轴向翻身和活动四肢。争取术后第 1 天佩戴硬支具下地（何时下地遵医嘱）。患者术后回病房即评 VTE（在病程上记录）

四、出院医嘱（入院第 3~5 天，均为即刻医嘱）

明日出院
停长期医嘱，改Ⅱ级护理
甲钴胺 0.5 mg*1 片 tid（2 周量）
乙哌立松 50 mg*1 片 tid（2 周量）
塞来昔布 200 mg+ 普瑞巴林 75 mg，1 片 bid（2 周量）
抗骨质疏松药物（骨质疏松患者）

续表

其他原发病 + 内科药（根据患者病情需要）

备注：预约骨科门诊（术后 2 周）、营养科门诊和康复科门诊（术后 1 个月的同一天）
做医疗结算，打印出院记录及证明
评 VTE 并打印，评术后腰椎 ODI 评分（在病程上记录）

五、出院医嘱及宣教（出院记录上填写）

1. 出院带药：住院期间使用的口服药，可根据症状继续口服 2~4 周
2. 伤口定期换药（3~5 天换药一次，一般换药至术后 2 周左右时间；如伤口为丝线间断缝合，术后 2 周门诊拆线，如为皮内缝合无须拆线）
3. 严格规范佩戴硬支具 3 个月以上（卧床休息时可摘除支具），需要避免弯腰负重 6 个月以上
4. 健康宣教：避免驾驶、久坐、提物、腰椎弯曲及扭转，避免长时间保持单一姿势
5. 严格规范佩戴硬支具 3 个月以上直至复查后医生允许摘除
6. 继续“五点支撑法”行腰背肌功能锻炼，增加核心稳定性
7. 1 个月后可就诊我院康复科门诊，指导功能康复
8. 术后 1 个月、3 个月、半年、1 年、2 年于骨科门诊复查

备注：主管医师指导患者及家属扫二维码进行第四次宣教

第三节　护士医嘱执行路径

适用对象

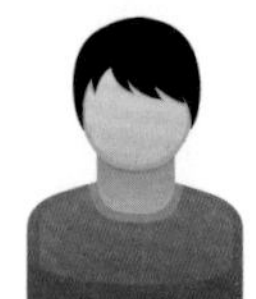

- 诊断：腰椎间盘突出症；腰椎管狭窄症；腰椎滑脱症等腰椎退行性疾病；合并的内科疾病尽量补充完整，以增加 CMI

术式：1~3 个节段的单纯减压术
髓核摘除 / 椎间盘切除术
植骨融合内固定术等

一、入院流程

1. 备齐入院物品（二维码），入院扫二维码宣教
2. 文件书写，完善入院各项护理表单［体温单、入院评估单、自理能力量表、压疮风险、跌倒风险、营养风险表、焦虑抑郁量表 HAD、疼痛强度（≥ 6 分）、护理记录、健康教育］
3. 完善病历各项签字单签字，核对并佩戴腕带
4. 介绍病房环境，带入病房。24:00 后禁食水，晨起抽血

二、术前医嘱（入院第 1~4 天）

长期医嘱	临时医嘱
Ⅰ级护理：按照护理级别进行护理	血常规
普食：根据患者既往病史及医嘱对患者进行饮食指导	血型（病房）、C21 tnt+bnp（如有冠心病患者完善，必要时完善 CTA 后请心内科会诊）

续表

长期医嘱	临时医嘱
测血压：异常汇报	尿常规（病房化验室）
测血糖：异常汇报	骨密度（绝经后妇女或 50 岁以上）
术前镇痛： ✓塞来昔布 200 mg*1# bid ✓甲钴胺 0.5 mg*1# tid ✓乙哌立松 50 mg*1# tid ✓普瑞巴林 75 mg*1# bid	DIC 初筛
	HIV、梅毒、乙肝、丙肝
抗骨质疏松药物（限入院诊断合并骨质疏松患者）：碳酸钙 200 mg*1 片 bid；阿法骨化醇（或骨化三醇）0.5 μg qd；鲑降钙素注射液 50 IU*1 支 im qd（有不良反应用鳗降钙素 20 IU*1 支 im st，住院期间只用 1 次）	血气分析（如不达标，吸氧 2 h 后复查血气）
内科疾病用药（既往有糖尿病、高血压等病史者）	申请超声心动图（＞50 岁或既往心脏病史）
遵医嘱给予患者服药，并关注药物过敏史及副作用	电脑多导联心电图
抗凝药：术前华法林、氯吡格雷等停 1 周左右，入院后低分子肝素 0.4 mL*1 支 ih qd，有明确血栓者，请相关科室后调整用量。遵医嘱给予抗凝药，并关注药物副作用	申请病房彩超（肝胆胰脾肾、双下肢动脉、双下肢静脉）
入院评估： ✓营养状况评估（NRS2002 和 MNA-SF）：术前 ✓疼痛评估（VAS）：术后 2 h/24 h/出院前 ✓焦虑抑郁评估（HAD）：术前＋出院前 ✓跌倒风险评估（Morse 跌倒评分）：术前	申请 X 线（腰椎正侧双斜过伸过屈位＋胸片）（联系外送）
	MRI；腰椎 CT 平扫（冠状位＋矢状位＋三维重建）
	康复科会诊（常规）
	入院 NRS ≥ 3 分通知医生请营养科会诊

备注：康复科会诊指导功能锻炼

三、术前一日医嘱（入院第 2~5 天，均为即刻医嘱）

明日手术（备注：拟定明日在“全身麻醉”下行腰椎后路减压椎弓根钉内固定术）
术前禁食水（术晨 6:00 前饮用完“术能”，由大夜班 6:00 前确认，若中午 12:00 以后接患者，则上午 10:00 前再饮用一瓶“术能”，由责任护士确认）
头孢呋辛钠 1.5 g*1 支 +100 mL NS（带入手术室） 若有头孢或青霉素过敏史，改用克林霉素 0.6 g*1 支 +100 mL NS（带入手术室）
氨甲环酸 0.5 g*1 支 +100 mL NS（术中带药）
地西泮片 5 mg po（备注：术前晚 9:00）
塞来昔布 200 mg（备注：术前晚）
降压药、扩张冠状血管药、甲状腺药（备注：术晨 6:00 小口水送服）
术前备血 2~4 U，200~400 mL 血浆：申请备红细胞、ABO 正反定。填写输血申请单，打印，填写传染病四项

备注：不常规备皮，不灌肠

四、术前护理

1. 心理护理
2. 用物准备评估：支具（量身定制）、看护垫、便盆、尿壶
3. 功能训练：咳嗽、咳痰练习、戒烟、床上排便练习、轴向翻身方法、支具佩戴练习、踝泵、腰背肌、勾脚直腿抬高练习
4. 术前准备：通知禁食水并挂标识、更换病号服、摘假牙及饰物、了解药物过敏史、消毒术区皮肤、进行手术标识
5. 文件书写：手术交接单、护理记录、ADL
6. 术晨：早上 6:00 前饮用完“术能”，由大夜班 6:00 前确认，若中午 12:00 以后接患者，则上午 10:00 前再饮用一瓶“术能”，由责任护士确认。大夜班确认术晨药服药到口情况，7:30 确认首台患者标识，消毒术区皮肤，更换病号服，测量生命体征，填写手术交接单，异常汇报

五、术后医嘱（入院第 3~10 天）

长期医嘱	临时医嘱
Ⅰ级护理：按照护理级别进行护理	禁食水（术后 4 h 尝试饮水和 6 h 尝试正常进食）（糖尿病患者糖尿病饮食）
饮食：术后 4 h 尝试饮水和普食（糖尿病患者为糖尿病饮食）	
测血压：遵医嘱，异常汇报	心电监护（至次日晨 8:00）
测血糖：遵医嘱，异常汇报	
抗生素：头孢呋辛钠 1.5 g*1 支 + 100 mL NS bid。一般共用 3 天（当天一天，术后两天），超 3 天需记病程说明理由（如体温、血象、咳嗽咳痰、伤口情况等），若碰到周末需要停，可备注几月几号起至几月几号停，护士会提醒值班医生停医嘱。若过敏，改用克林霉素 0.6 g*1 支 +100 mL NS qd	氧气吸入（至次日晨 8:00）
氟比洛芬酯注射液 50 mg*1 支 bid iv（和头孢一起停用，改为塞来昔布 200 mg*1 片 bid，氟比洛芬酯注射液不能和塞来昔布联用）	血常规（病房化验室）（开两个，分别备注：即刻、明晨）
术后镇痛： ✓塞来昔布（停氟比洛芬酯后使用）200 mg*1# bid ✓甲钴胺 0.5 mg*1# tid ✓乙哌立松 50 mg*1# tid ✓普瑞巴林 75 mg*1# bid	P2+P3（开两个，分别备注：即刻、明晨）
术中神经刺激明显：甲强龙 80 mg+ 100 mL 生理盐水用 3 天（糖尿病患者术后不用）；同时口服法莫替丁片，20 mg*1 片 bid	术后补液 1000~1500 mL
布地奈德 1 mg*1 支 + 异丙托溴铵 0.5 mg*1 支配 10 mL NS 雾化吸入 bid（常规使用 3 天停药，必要时可延长）	

续表

长期医嘱	临时医嘱
内科疾病用药（既往有糖尿病、高血压等病史者）	申请 X 线（备注：腰椎正侧位），拔除引流管后复查
通便润肠药：乳果糖口服溶液 15 mL*1 袋 qd	
遵医嘱给予患者用药，并关注药物过敏史及副作用	
抗凝药：术前华法林、氯吡格雷等停 1 周左右，入院后给予低分子肝素 0.4 mL*1 支 ih qd，有明确血栓者，请相关科室后调整用量。遵医嘱给予抗凝药，并关注药物副作用	申请 CT（腰椎 CT 平扫，冠状位重建 + 矢状位重建 + 三维重建），拔除引流管后复查
导尿管留置（长期）（次日拔除，拔除时停长期医嘱，护士负责拔导尿管） 保留闭式引流（长期）（拔除时停长期医嘱，引流量小于 30 mL/d 的情况下，可拔除术区引流管） 记引流量（长期）（拔除时停长期医嘱）	

备注：术后抗生素使用≤ 72 h，术后即刻患者在床上可以自由轴向翻身（保持患者肩、腰、髋在同一水平线上，避免脊柱扭曲）和活动四肢。何时下地遵医嘱

六、术后护理

1. 病情观察：意识、生命体征、伤口敷料、四肢感觉、运动、肌力、疼痛
2. 并发症：硬膜外血肿、下肢深静脉血栓、脑脊液漏、感染（伤口、泌尿系、肺部、椎间隙）、腹胀观察
3. 管路：引流管（负压 / 常压、颜色、性质、量）、尿管（均术后第 1 天拔除，男女均由护士操作）
4. 术后即可轴向翻身和活动四肢。何时下地遵医嘱。需佩戴支具后下地，应注意采取正确翻身、起卧姿势，起床活动时保持腰背部挺直，避免弯腰、脊柱扭曲。告知患者起床三部曲。首次下床前要有人看护，并评估下床能力，避免跌倒

续表

5. 饮食：禁食水 4 h，4 h 后无恶心、呕吐可尝试饮水，无异常呛咳可进食
6. 护理文书：手术交接单、ADL、护理记录、生命体征单、体温单、疼痛评分、跌倒评分、压疮评分、VTE 评分
7. 支具使用：支具，卧床休息时可摘除支具

七、术后康复锻炼

1. 呼吸训练、咳嗽咳痰训练
2. 踝泵练习
3. 股四头肌等长收缩
4. 勾脚直腿抬高
5. 腰背肌练习
6. 侧身起卧位训练

备注：康复科会诊指导功能锻炼

八、出院医嘱（入院第 3~5 天，均为即刻医嘱）

明日出院
甲钴胺 0.5 mg*1 片 tid（2 周量）
乙哌立松 50 mg*1 片 tid（2 周量）
塞来昔布 200 mg+ 普瑞巴林 75 mg，1 片 bid（2 周量）
抗骨质疏松药物（骨质疏松患者）
其他原发病 + 内科药（根据患者病情需要或请示上级）
与患者或家属确认出院带药，并宣教注意事项

备注：预约骨科门诊（术后 2 周）、营养科门诊（NRS 评分≥ 3 分者）和康复科门诊（术后 1 个月的同一天）

九、出院医嘱及宣教（出院记录上填写）

1. 出院带药：切口疼痛可以继续服用止痛药（如选择性 COX-2 抑制剂塞来昔布）
2. 伤口定期换药（3~5 天换药一次，一般换药至术后 2 周左右时间；如伤口为丝线间断缝合，术后 2 周门诊拆线，如为皮内缝合无须拆线）
3. 严格规范佩戴硬支具 3 个月以上（卧床休息时可摘除支具），需要避免弯腰负重 6 个月以上
4. 健康宣教：避免驾驶、久坐、提物、腰椎弯曲及扭转，避免长时间保持单一姿势
5. 严格规范佩戴硬支具 3 个月以上直至复查后医生允许摘除
6. 继续“五点支撑法”行腰背肌功能锻炼，增加核心稳定性
7. 1 个月后可就诊我院康复科门诊，指导功能康复
8. 术后 1 个月、3 个月、半年、1 年、2 年于骨科门诊复查

十、出院护理

1. 出院带药：住院期间使用的口服药，可根据症状遵医嘱继续口服 2~4 周
2. 结算方式宣教
3. 带走生活用品、影像学资料、饭卡、冰箱药、胰岛素笔、自备药等
4. 佩戴支具保护（卧床休息时可摘除支具），要求患者术后起床活动时佩戴 3 个月
5. 术后 3 个月内戒烟戒酒，避免弯腰、扭转，避免跌倒及其他外伤
6. 伤口定期换药:（3~5 天换药一次，一般换药至术后 2 周左右时间；如伤口为丝线间断缝合，术后 2 周门诊拆线，如为皮内缝合无须拆线）。出院后复查：骨科门诊（术后 2 周）、营养科和康复科门诊（术后 1 个月）
7. 护理文书 开次日出院：ADL 评分、护理记录（改护理级别、皮肤、VTE、抗凝药写观察）、打印 ADL，出院指导 开当日出院：跌倒评分、ADL 评分、护理记录（改护理级别、皮肤、VTE、跌倒高危写措施、抗凝药写观察）、打印体温单、血糖单、ADL，出院指导。完善出院随访
8. 整理病历顺序

第四节　患者宣教手册

适用对象

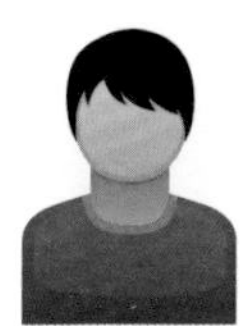

- 腰椎间盘突出症
- 腰椎间盘突出症伴不稳
- 腰椎管狭窄症
- 腰椎滑脱症等腰椎退行性疾病

术式：1~3 个节段的单纯减压术
髓核摘除 / 椎间盘切除术
植骨融合内固定术等

诊断依据

病史：长期腰痛，反复发作，近期再次加重，伴有下肢的放射痛和麻木，间歇性跛行，影响患者生活质量

体征：有明确的与症状相符的体征，如腰部棘突或棘突间隙存在压痛点，下肢有感觉相应节段区的感觉减退，下肢勾脚直腿抬高试验和加强试验阳性

一、术前准备（入院第 1~3 天）

1. 入院准备：为保证患者住院期间的生活需要，请您关注入院须知及备齐入院所需用品（具体扫描二维码）（图 5.1）；还请您准备好平常内科用药的清单（包括降压药、降糖药、胰岛素笔、降脂药等，应包括药物的名称、服用方法和剂量）。若您术

图 5.1

前有阿司匹林、波立维、华法林、利血平或降压 0 号等药物，需要停用 3~7 天并更换相应替代药物才能手术。入院后根据具体病情医生会调整用药。

2. 术前检查：为了保证手术安全，您将接受的常规检查包括抽血化验（包括血常规、生化、凝血等指标）、心电图、脊柱 X 线、脊柱 CT、脊柱 MRI、骨密度等，医生还可能会根据您的个人情况增加其他必要的检查，这些检查能够帮助手术医生及麻醉医生更详细了解您的病情、判断有无手术禁忌证及判断手术的责任节段，以便于更加安全、精准地制订您的治疗方案。

3. 加强营养：良好的营养状况有利于术后伤口的愈合并能减少并发症的风险。建议您加强营养，保证蔬菜水果的种类丰富，促进消化，同时适当增加肉蛋奶类优质蛋白质的摄入。入院时护士会对您的营养状况做出初步评估，如果您的营养状况欠佳，我院专业的营养科医生会根据您的检查结果和营养评分为您添加补充剂。

4. 血糖控制：血糖控制不佳会影响手术伤口的愈合，严重的会造成伤口甚至深部创口感染。建议患者自测血糖，空腹血糖控制在 5.6~10 mmol/L，随机血糖控制在 11.1 mmol/L 以内，防止伤口甚至深部创口感染，以及糖尿病相关并发症。

5. 腰围准备：入院后，我们会根据患者身高体重并测量定做个体化的硬支具（图 5.2）。

6. 手术签字：待您的术前检查完善后，手术医生会在术前 1~2 天向您及家属交代病情并完善术前签字等手续，术前谈话主要内容包括：入院检查结果、患者下一步治疗方案、手术日期、

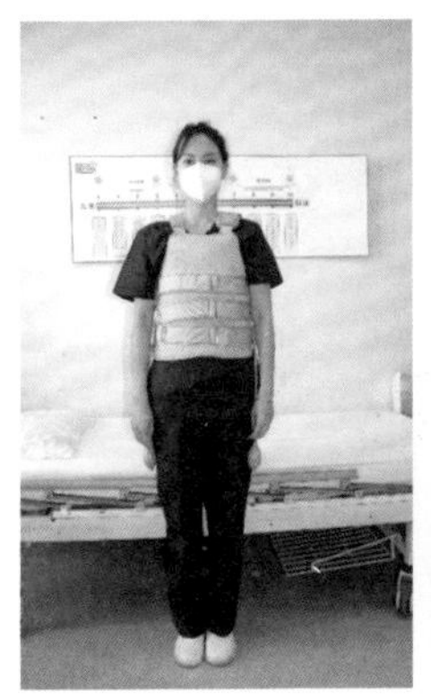
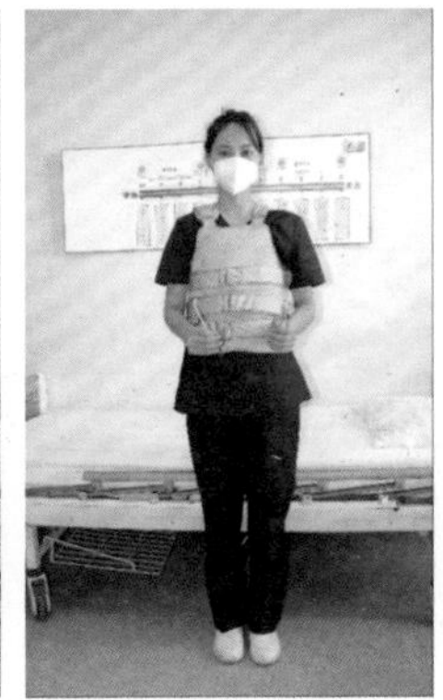
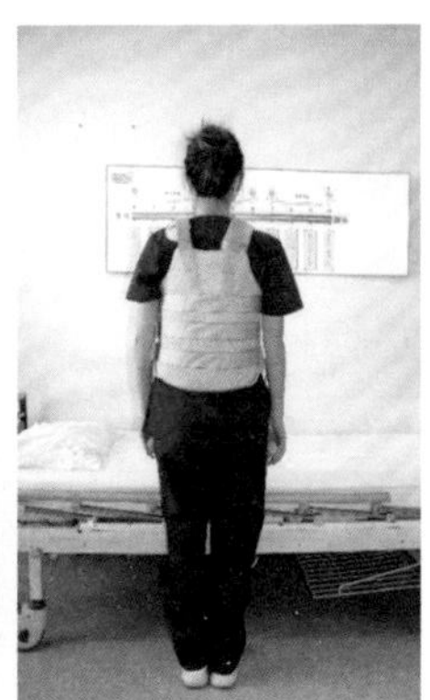

图 5.2

手术风险、注意事项、手术预期、护工安排、术后康复等。如果您和家属还有任何疑问可以随时向医生提出。

7. 术前功能锻炼：我们会在术前请康复医师指导您的术前锻炼，有助于加快您术后的康复，推荐的锻炼方式如下。

- 踝泵练习（图 5.3）：仰卧位，双腿伸直，向上勾脚尖，坚持 2~6 s，脚尖向下绷，坚持 2~6 s。每组 10~20 个，每天 3 组，根据个人情况，可适当增减。
- 勾脚直腿抬高练习（图 5.4）：勾脚直腿抬高，平躺在床上，把腿伸起，让大腿上的肌肉收紧、绷直，与床成 45° 夹角，每次维持 3~5 s，再慢慢地放下。每组 5~10 个，每

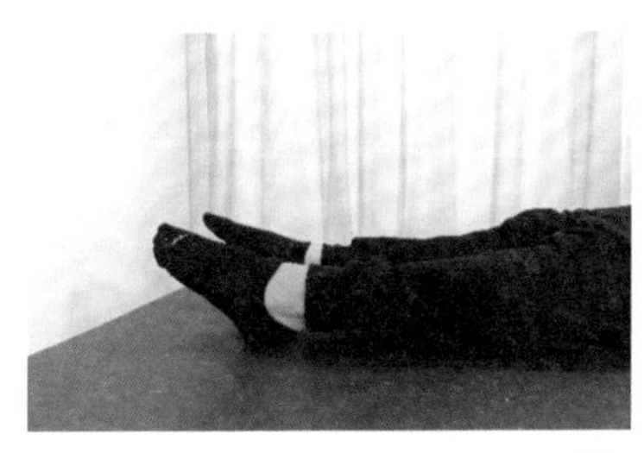
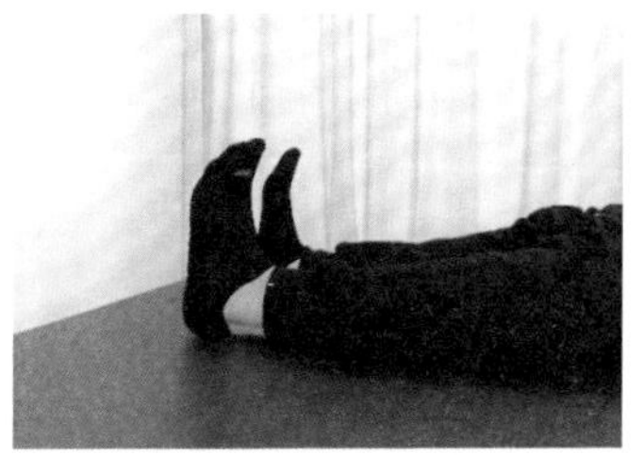

图 5.3

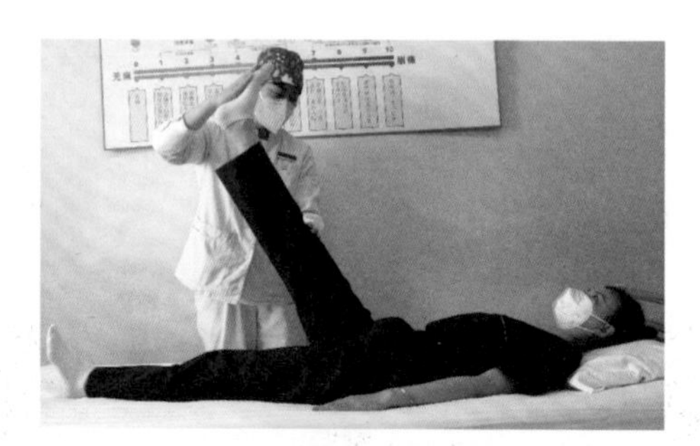

图 5.4

天 3 组，根据个人情况，可适当增减。

- 腰背肌锻炼（五点支撑法，在医护指导下开始，图 5.5）：仰卧床上，去枕屈膝，双肘部及枕部顶住床，腰部及臀部向上抬起，枕部、双肘和双脚“五点”撑起身体的重量，每次维持 30~60 s，放松腰部肌肉，慢慢放下臀部休息 3~5 s，重复上述动作。每组 5~10 个，每天 3 组，根据个人情况，可适当增减（循序渐进，不强求）。

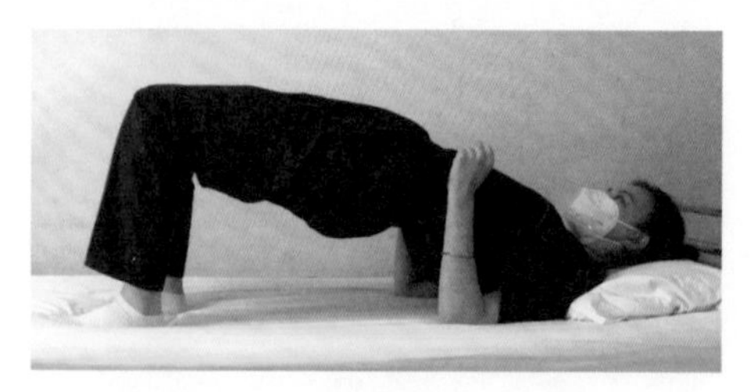

图 5.5

二、手术日（入院第 3~5 天）

1. **饮食安排：** 手术前一天晚上 24:00 之后禁食，手术当天早上 6:00 之前可饮水，并饮用一瓶“术能（355 mL）”。如果您的手术安排在下午，手术当天上午 10:00 前可以饮水，并再次饮用一瓶“术能（355 mL）”。

2. 术前准备：第一台手术早上 8:30 左右由专人推床送您进入手术室，此前请您更换统一病号服并排空膀胱，摘除饰品及假牙，保存好个人物品。

3. 术中情况：进入手术室后会由手术室护士为您扎静脉输液通路，麻醉医生负责您手术期间的全身、支持与监护，您只需配合麻醉医生，随后睡觉即可。麻醉苏醒后，您的口中会有气管插管，会有不适，不要用手拔，待您的情况允许后麻醉医生会为您拔管。此时您也会有想小便的感觉，这是因为您会带一根尿管。您也会感到腰部酸胀，这是正常现象，输液中会有止痛药，我们会根据您疼痛程度给予止痛药加量或换用更强效止痛药。随后您会被转到麻醉术后监护室，待您的情况允许后即可返回病房。您的腰部一般会有 1~2 根引流管，这是为了帮助排出伤口中的积血，可能会对您造成不适，一般引流管会在术后 3 天内拔除，尿管在术后第 1 天拔除。

4. 返回病房：术后即刻您在床上可以自由轴向翻身和活动四肢，可以垫枕头，我们会为您吸氧以及监护至次日晨。您可能会出现头晕恶心的症状，这与镇痛、镇静药物有关，我们会应用药物控制，您有任何不适都可以通知医生、护士。术后约 4 h 后，您能够完成自主咳嗽，没有呛咳时可以尝试饮水，并可以正常进食。术后争取在 24 h 之内在腰部支具保护下坐起，如无头晕或无力，可下地活动。首次下床活动一定呼叫护士或护工辅助，勿独自下床，预防跌倒。

三、手术后（入院第 5~10 天）

1. 疼痛管理：我们已有较完善的围术期疼痛控制策略，如果疼痛影响到您的正常生活、睡眠、下地，您可以通知护士或医生，我们会根据情况为您调整止痛药。

2. 术后营养：增加肉蛋奶类优质蛋白质和多种蔬菜水果的摄入，如果您出现便秘、腹胀等不适，我们可以为您开具促排便药物。

3. 康复锻炼：返回病房后您可以在医生指导下开始进行锻炼，术后当天即开始踝泵练习、勾脚直腿抬高练习、行走锻炼等，针对康复锻炼不佳患者有专门康复科医生指导锻炼（具体方法见前文术前功能锻炼）。

四、出院（入院第 5~10 天）

1. 出院带药：包括止痛、营养神经及相应的抗骨质疏松药物（合并骨质疏松患者）。

2. 伤口处理：3~5 天换药一次，一般换药至术后 2 周左右时间；如伤口为丝线间断缝合，2 周门诊拆线，如为皮内缝合无须拆线。拆线后 3 天去除敷料，可以淋浴，避免浸泡伤口。

3. 腰围佩戴：严格规范佩戴硬支具 3 个月以上（卧床休息时可摘除支具），直至复查后医生允许摘除，需要避免弯腰、负重 6 个月以上。避免驾驶、久坐、提物、腰椎弯曲及扭转，避免长时间保持单一姿势。

4. 门诊复诊：

✓营养科和康复科门诊：术后 1 个月就诊，继续功能锻炼和获得营养支持。

✓骨科门诊：术后 2 周，术后 3 个月、6 个月、12 个月、2 年患者本人来骨科门诊复查。

第六章

颈椎前路开放手术（全身麻醉）

第一节　ERAS 临床路径

适用对象

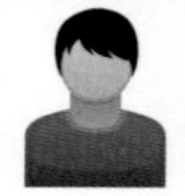

- 颈椎间盘突出症（颈椎间盘突出；颈椎间盘疾患）
- 颈椎间盘突出症伴脊髓病（ICD–10：M50.001+ 颈椎间盘突出伴脊髓病；M50.000+ 颈椎间盘疾患伴有脊髓病）
- 颈椎间盘突出伴神经根病（ICD–10：M50.101+ 颈椎间盘突出伴有神经根病；M50.100 颈椎间盘疾患伴有神经根病）
- 颈椎病
- 脊髓型颈椎病（ICD–10：M47.101+ 脊椎型颈椎病）
- 神经根型颈椎病
- 颈椎后纵韧带骨化（局灶型）

术式：颈前路椎间盘切除减压植骨融合术（ACDF）

诊断依据

病史：单侧或双侧神经根损伤的症状和（或）脊髓压迫的临床症状

体征：单侧或双侧神经根损伤的阳性体征和（或）脊髓压迫的阳性体征

辅助检查：影像学检查发现单纯颈椎间盘突出、颈椎间盘组织退变及其引起的继发改变、局灶型颈椎后纵韧带骨化等，压迫神经根和（或）脊髓，影像学表现与症状、体征相符

精确诊断与定位：需结合病史、体征及影像学结果以明确责任节段及受累神经，对于诊断困难的患者，尚需进一步结合神经电生理检查等，必要时应配合神经根封闭、椎间盘造影等有创诊断措施

方案选择依据

1. 诊断明确，神经损伤症状明显，保守治疗无效或复发，严重影响患者正常工作和生活
2. 无手术禁忌证：①全身情况差，或合并有重要脏器疾患，不能承受手术创伤；②身体任何部位的活动性及隐匿感染；③严重精神或认知障碍；④恶性肿瘤晚期

临床路径标准住院日为 3~10 天

术前准备（入院第 1~4 天）

患者教育 ▶ 长期医嘱 ▶ 临时医嘱［• 必需的检查项目 • 根据患者合并疾病情况选择的检查项目］▶ 术前需达到目标

手术日（入院第 2~5 天）

术前禁食禁水 ▶ 预防性抗感染药物 ▶ 麻醉方式 ▶ 气管插管及体位 ▶ 手术方式 ▶ 术中输液及控制性降压 ▶ 多模式术中电生理监测 ▶ 术中导尿 ▶ 手术内植物 ▶ 自体血回输 / 输血 ▶ 术后当天观察

术后住院恢复（入院第 3~10 天）

必需的检查项目 ▶ 抗感染药物 ▶ 术后镇痛及镇静 ▶ 引流管拔除 ▶ 吞咽困难处理 ▶ 激素、脱水药物和神经营养药物 ▶ 抗凝治疗（部分患者）▶ 术后康复锻炼 / 术后营养支持

出院（入院第 3~10 天）

出院标准

出院医嘱及宣教

一、术前准备（入院第 1~4 天）

患者教育

1. 宣教：教会患者心肺康复的方法如：咳嗽、咳痰和行走锻炼；教会患者疼痛自评，床上排便，气管推移训练，颈托的穿戴，正确的日常生活姿势，正确翻身和起床的方法
2. 评估：
   ✓营养状况评估（NRS2002）
   ✓疼痛评估（VAS）
   ✓焦虑抑郁评估（HAD）
   ✓跌倒风险评估（Morse 跌倒评分）
   ✓VTE 风险评估（Caprini 评分）
   ✓JOA 评分
3. 营养：进食高蛋白、高维生素、高热量食物，糖尿病患者限制碳水化合物摄入
4. 抗血栓药物：如术前长期口服阿司匹林、双抗或华法林，需要遵医嘱停药 3~7 天更换药物进行替代治疗

长期医嘱

1. 测血压（无高血压 qd，高血压 bid）
2. 测血糖：糖尿病患者以外不常规测
3. 合并疾病评估管理：按照《颈椎前路手术加速康复外科实施流程专家共识》执行
4. 疼痛及功能评估：VAS 评分、JOA 评分
5. 镇痛：VAS ≥ 3 分需按时镇痛，参照《颈椎前路手术加速康复外科实施流程专家共识》（中华骨与关节外科杂志，2019）执行
   超前镇痛（仅神经根或混合型颈椎病）
   ✓塞来昔布 200 mg*1# bid
   ✓普瑞巴林 75 mg*1# bid
   ✓乙哌立松 50 mg*1 tid+ 甲钴胺 0.5 mg*1 tid（所有）

临时医嘱

必需的检查项目

1. 血常规 +CRP、尿常规、C21、术前凝血常规、血气（> 50 岁）、输血前全套（乙肝、丙肝、HIV、梅毒等）
2. 颈椎正侧双斜过屈过伸位 X 线
3. 颈椎 MRI
4. 颈椎 CT 薄层扫描 + 冠状位 / 矢状位三维重建
5. 胸片、心电图
6. 血气分析
7. 双下肢动静脉彩超
8. 康复科会诊（常规）

根据患者合并疾病情况选择的检查项目

1. 动态心电图
2. 心脏彩超
3. 心肌核素灌注 / 冠脉 CT/ 冠脉造影
4. 肌电图、诱发电位检查
5. 肺功能检查
6. 下肢动脉彩超
7. 甲状腺 / 肾上腺皮质激素
8. 类风湿因子、抗链球菌溶血素
9. 骨密度（> 50 岁或绝经后妇女）
10. 营养科会诊（NRS 评分 ≥ 3 分）

术前需达到目标

✓精神食欲好，依从性好，积极配合功能锻炼
✓血红蛋白 ≥ 110 g/L，白蛋白 ≥ 35 g/L
✓合并疾病控制良好，ASA ≤ 3 级

具体合并疾病评估和处理及需达到的目标参照《颈椎前路手术加速康复外科实施流程专家共识》（中华骨与关节外科杂志，2019）执行

二、手术日（入院第 2~5 天）

术前禁食禁水

- 术晨 6:00 饮用一瓶“术能（355 mL）”
- 中午以后接台上午 10:00 再饮一瓶“术能（355 mL）”
- 手术前一天开术晨降压药、心脏药、甲状腺药等必需服用药物，小口水送服

预防性抗感染药物

- 常规术前预防应用第二代头孢菌素，必要时可术后使用 24 h 停用

按照《抗感染药物临床应用指导原则》（卫医发〔2015〕43 号）执行

麻醉方式

- 全身麻醉

按照《颈椎前路手术加速康复外科实施流程专家共识》（中华骨与关节外科杂志，2019）执行

气管插管及体位

- 由外科手术医生、麻醉医生及巡回护士共同完成

按照《颈椎前路手术加速康复外科实施流程专家共识》（中华骨与关节外科杂志，2019）执行

手术方式

- 颈前路椎间盘切除植骨融合术

术中输液及控制性降压

- 无须要输血
- 术中应适当减少液体量
- 可选择性使用控制性降压，将收缩压控制在 90~110 mmHg 范围

多模式术中电生理监测

- 标准监测，其中包括体感诱发电位、运动诱发电位和肌电图
- 应注意生理因素及麻醉药物对电生理监测的影响

按照《颈椎前路手术加速康复外科实施流程专家共识》（中华骨与关节外科杂志，2019）执行

术中导尿

- 常规导尿，术后 6 h 可以拔除

手术内植物

- 前路钛板、螺钉、椎间融合器、Cage、钛网、各种植骨材料

自体血回输 / 输血

- 无
- 伤口引流术后第 1 天尽早拔除

术后当天观察

- 包括术后血肿、喉头痉挛等致死性并发症的观察、神经功能变化的观察和引流管观察

按照《颈椎前路手术加速康复外科实施流程专家共识》（中华骨与关节外科杂志，2019）执行

三、术后住院恢复（入院第 3~10 天）

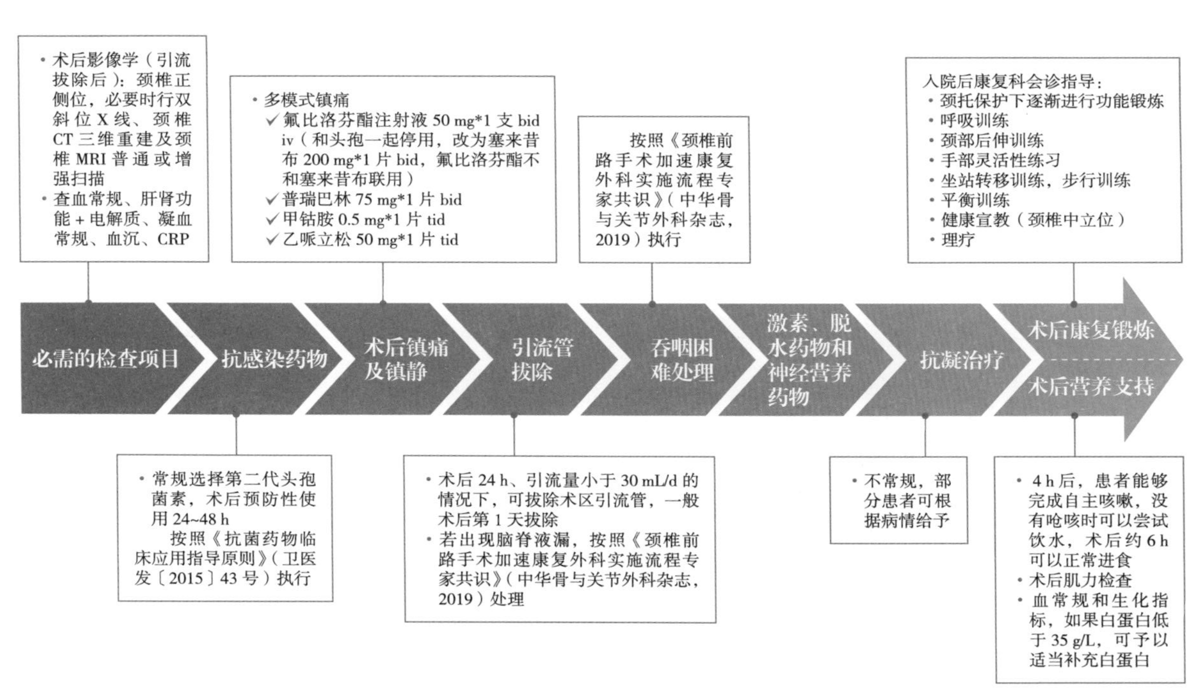

四、出院（入院第 3~10 天）

出院标准

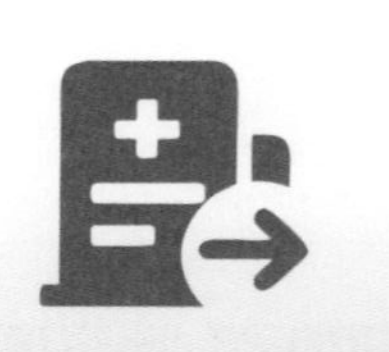

1. 患者生命体征平稳、精神食欲恢复、大小便正常，常规化验指标无明显异常
2. 伤口情况良好：引流管拔除，伤口无感染征象，无皮瓣坏死
3. 术后复查内植物位置满意
4. 症状缓解
5. 没有需要住院治疗的并发症和（或）合并症

出院医嘱及宣教

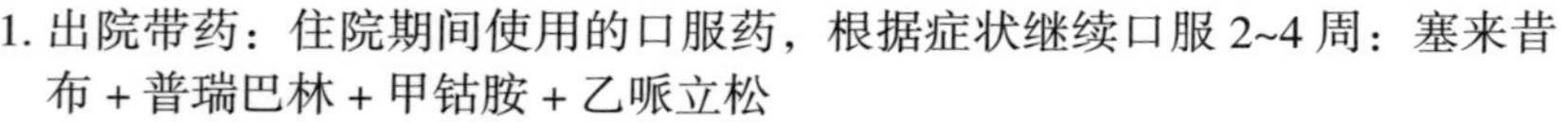

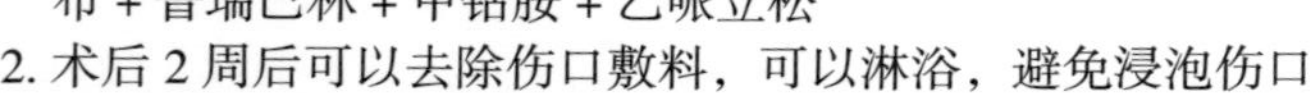

1. 出院带药：住院期间使用的口服药，根据症状继续口服 2~4 周：塞来昔布 + 普瑞巴林 + 甲钴胺 + 乙哌立松
2. 术后 2 周后可以去除伤口敷料，可以淋浴，避免浸泡伤口
3. 佩戴颈托保护，要求患者术后起床活动时佩戴 3 个月
4. 1 个月后可就诊我院康复科门诊，指导功能康复
5. 术后 3 个月内戒烟戒酒，避免长时间低头伏案、看手机等不健康的生活方式，避免跌倒及其他外伤
6. 术后 1 个月、3 个月、半年、1 年、2 年于骨科门诊复查

第二节 医师医嘱执行路径

适用对象

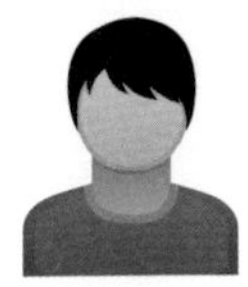

- 诊断：颈椎间盘突出症（颈椎间盘突出；颈椎间盘疾患）；颈椎间盘突出症伴脊髓病；颈椎间盘突出伴神经根病；合并的内科疾病尽量补充完整，以增加 CMI

术式：颈前路椎间盘切除减压植骨融合术（ACDF）
颈前路椎体次全切减压植骨融合术（ACCF）

一、术前医嘱（入院第 1~4 天）

<table>
<tr><th>长期医嘱</th><th>临时医嘱</th></tr>
<tr><td>Ⅰ级护理</td><td>血常规</td></tr>
<tr><td>普食（根据患者饮食情况调节：糖尿病饮食、低盐低脂饮食等）</td><td>血型（病房）、C21
tnt+bnp（如有冠心病患者完善，必要时完善 CTA 后请心内科会诊）</td></tr>
<tr><td>测血压 qd（有高血压病史者 bid）</td><td>尿常规（病房化验室）</td></tr>
<tr><td>测血糖（只限糖尿病患者，备注：空腹及三餐后长期）</td><td>骨密度（绝经后妇女或 50 岁以上）</td></tr>
<tr><td rowspan="4">术前镇痛（仅限神经根型或混合型颈椎病，单纯脊髓型颈椎病患者不用）：
✓塞来昔布 200 mg*1# bid
✓普瑞巴林 75 mg*1# bid
所有患者都用：
✓甲钴胺 0.5 mg*1# tid
✓乙哌立松 50 mg*1# tid</td><td>DIC 初筛</td></tr>
<tr><td>HIV、梅毒、乙肝、丙肝</td></tr>
<tr><td>血气分析（如不达标，吸氧 2 h 后复查血气）</td></tr>
<tr><td>申请超声心动图（＞ 50 岁或既往心脏病史）</td></tr>
</table>

续表

长期医嘱	临时医嘱
内科疾病用药（有糖尿病、高血压等既往病史者）	电脑多导联心电图
抗骨质疏松药物（限入院诊断合并骨质疏松患者）：碳酸钙 200 mg*1 片 bid；阿法骨化醇（或骨化三醇）0.5 μg qd；鲑降钙素注射液 50 IU*1 支 im qd（有不良反应用鳗降钙素 20 IU*1 支 im st，住院期间只用 1 次）	申请病房彩超（肝胆胰脾肾、双下肢动脉、双下肢静脉）
	申请 X 线（颈椎正侧双斜过伸过屈位 + 胸片）（联系外送）
	颈椎 MRI；颈椎 CT 平扫（冠状位 + 矢状位 + 三维重建）
抗凝药：术前华法林、氯吡格雷等停 1 周左右，入院后低分子肝素 0.4 mL*1 支 ih qd，有明确血栓者，请相关科室后调整用量	术前必须请神经内科会诊，除外神内相关疾病可能后方可行颈椎手术 肌电图（考虑脊髓型颈椎病患者需完善） 头部 MRI，脑血流图（根据主任指示）
	康复科会诊指导锻炼（常规）
	入院 NRS 评分 ≥ 3 分请营养科会诊

备注：VTE 评分 + 颈椎 JOA 评分（主管医师质控，在病程上记录）
主管医师收患者——指导患者及家属扫二维码进行第二次宣教
主治医师术前谈话——指导患者及家属扫二维码进行第三次宣教

二、术前一日医嘱（入院第 2~5 天，均为即刻医嘱）

明日手术（备注：拟定明日在“全身麻醉”下行颈前路椎间盘切除减压植骨融合术）
术前禁食水（术晨 6:00 饮用一瓶“术能”，若中午 12:00 以后接患者，则上午 10:00 再饮用一瓶“术能”）
头孢呋辛钠 1.5 g*1 支 +100 mL NS（带入手术室） 若有头孢或青霉素过敏史，改用克林霉素 0.6 g*1 支 +100 mL NS（带入手术室）
氨甲环酸 0.5 g*1 支 +100 mL NS（术中带药）
地西泮片 5 mg po（备注：术前晚 9:00）

续表

塞来昔布 200 mg（备注：术前晚）
降压药、扩张冠状血管药、甲状腺药（备注：术晨 6:00 小口水送服）

备注：不常规备皮，不灌肠

三、术后医嘱（入院第 3~10 天）

长期医嘱	临时医嘱
Ⅰ级护理、饮食	禁食水（术后 4 h 尝试饮水和术后 6 h 正常进食）（糖尿病患者糖尿病饮食）
测血压 qd（有高血压病史者 bid）	心电监护（常规 6 h）
测血糖（只限糖尿病患者，备注：空腹及三餐后长期）	氧气吸入（常规 6 h）
抗生素：头孢呋辛钠 1.5 g*1 支 + 100 mL NS bid。一般共用 3 天（当天一天，术后两天），超 3 天需记病程说明理由（如体温、血象、咳嗽咳痰、伤口情况等）。若碰到周末需要停，可备注几月几号起至几月几号停，护士会提醒值班医生停医嘱。若过敏，改用克林霉素 0.6 g*1 支 +100 mL NS qd	血常规（病房化验室）（开两个，分别备注：即刻、明晨）
氟比洛芬酯注射液 50 mg*1 支 bid iv（和头孢一起停用，改为塞来昔布 200 mg*1 片 bid，氟比洛芬酯注射液不能和塞来昔布联用）	P2+P3（开两个，分别备注：即刻、明晨）
术后镇痛： ✓塞来昔布（停氟比洛芬酯后使用）200 mg*1# bid ✓甲钴胺 0.5 mg*1# tid ✓乙哌立松 50 mg*1# tid ✓普瑞巴林 75 mg*1# bid	

续表

长期医嘱	临时医嘱
术中神经刺激明显：甲强龙 80 mg+100 mL 生理盐水用 3 天（糖尿病患者术后不用）；同时口服法莫替丁片，20 mg*1 片 bid	术后补液 1000~1500 mL
布地奈德 1 mg*1 支 + 异丙托溴铵 0.5 mg*1 支配 10 mL NS 雾化吸入 bid（常规使用 3 天停，若需延长护士会联系管床医生）	申请 X 线（备注：颈椎正侧位），拔除引流管后复查
内科疾病用药（既往有糖尿病、高血压等病史者）	
通便润肠药：乳果糖口服溶液 15 mL*1 袋 qd	
抗凝药：术前华法林、氯吡格雷等停 1 周左右，入院后给予低分子肝素 0.4 mL*1 支 ih qd，有明确血栓者，请相关科室会诊后调整用量	申请 CT（颈椎 CT 平扫，冠状位重建 + 矢状位重建 + 三维重建），拔除引流管后复查
导尿管留置（长期）（次日拔除，拔除时停长期医嘱，护士负责拔导尿管） 保留闭式引流（长期）（拔除时停长期医嘱，引流量小于 30 mL/d 的情况下，可拔除术区引流管） 记引流量（长期）（拔除时停长期医嘱）	

备注：术后抗生素使用≤ 72 h，术后即刻患者在床上可以自由轴向翻身和活动四肢。何时下地遵医嘱
推手术患者回病房即评 VTE（在病程上记录）

四、出院医嘱（入院第 3~5 天，均为即刻医嘱）

明日出院
停长期医嘱，改Ⅱ级护理
甲钴胺 0.5 mg*1 片 tid（2 周量）
乙哌立松 50 mg*1 片 tid（2 周量）

续表

塞来昔布 200 mg+ 普瑞巴林 75 mg，1 片 bid（2 周量）
抗骨质疏松药物（限入院诊断合并骨质疏松患者）
其他原发病 + 内科药（根据患者病情需要或请示上级医生）

备注：预约骨科门诊（术后 2 周）、营养科门诊（NRS 评分≥ 3 分者）和康复科门诊（术后 1 个月的同一天）
做医疗结算，打印出院记录及证明
评 VTE 并打印 + 颈椎 JOA 评分（在病程上记录，主管医师质控）

五、出院医嘱及宣教（出院记录上填写）

1. 出院带药：住院期间使用的口服药，可根据症状继续口服 2~4 周
2. 伤口定期换药（2~3 天换药一次，一般换药至术后 1 周左右时间；如伤口为丝线间断缝合，1 周门诊拆线，如为皮内缝合无须拆线）
3. 佩戴颈托保护（卧床休息时可摘除颈托），要求患者术后起床活动时佩戴 3 个月
4. 1 个月后可就诊我院康复科门诊，指导功能康复
5. 术后 3 个月内戒烟戒酒，避免长时间低头伏案、看手机等不健康的生活方式，避免跌倒及其他外伤
6. 术后 1 个月、3 个月、半年、1 年、2 年于骨科门诊复查

第三节　护士医嘱执行路径

适用对象

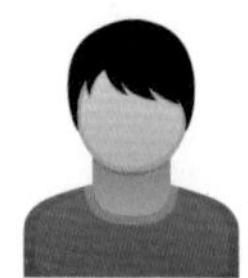

• 诊断：颈椎间盘突出症（颈椎间盘突出；颈椎间盘疾患）；颈椎间盘突出症伴脊髓病；颈椎间盘突出伴神经根病；合并的内科疾病尽量补充完整，以增加 CMI

术式：颈前路椎间盘切除减压植骨融合术（ACDF）
颈前路椎体次全切减压植骨融合术（ACCF）

一、入院流程

入院流程
1. 备齐入院物品（二维码），入院扫二维码宣教
2. 文件书写，完善入院各项护理表单［体温单、入院评估单、自理能力量表、压疮风险、跌倒风险、营养风险表、焦虑抑郁量表 HAD、疼痛强度（≥ 6 分）、护理记录、健康教育］
3. 完善病历各项签字单签字，核对并佩戴腕带
4. 介绍病房环境，带入病房、穿病号服，24:00 后禁食水，晨起抽血

二、术前医嘱（入院第 1~4 天）

长期医嘱	临时医嘱
Ⅰ级护理：按照护理级别进行护理	血常规
普食：根据患者既往病史及医嘱对患者进行饮食指导	血型（病房）、C21 tnt+bnp（如有冠心病患者完善，必要时完善 CTA 后请心内科会诊）

续表

<table>
<tr><th>长期医嘱</th><th>临时医嘱</th></tr>
<tr><td>测血压：遵医嘱，异常汇报</td><td>尿常规（病房化验室）</td></tr>
<tr><td>测血糖：遵医嘱，异常汇报</td><td>骨密度（绝经后妇女或＞ 50 岁）</td></tr>
<tr><td rowspan="3">术前镇痛（仅限神经根型或混合型颈椎病，单纯脊髓型颈椎病患者不用）：
✓塞来昔布 200 mg*1# bid
✓普瑞巴林 75 mg*1# bid
所有患者都用：
✓甲钴胺 0.5 mg*1# tid
✓乙哌立松 50 mg*1# tid</td><td>DIC 初筛</td></tr>
<tr><td>HIV、梅毒、乙肝、丙肝</td></tr>
<tr><td>血气分析（如果不合格吸氧 2 h 后复查血气）</td></tr>
<tr><td rowspan="2">抗骨质疏松药物（限入院诊断合并骨质疏松患者）：碳酸钙 200 mg*1 片 bid；阿法骨化醇（或骨化三醇）0.5 μg qd；鲑降钙素注射液 50 IU*1 支 im qd（有不良反应用鳗降钙素 20 IU*1 支 im st，住院期间只用 1 次）</td><td>申请超声心动图（＞ 50 岁或既往有心脏病史）</td></tr>
<tr><td>电脑多导联心电图</td></tr>
<tr><td>内科疾病用药（既往有糖尿病、高血压等病史者）</td><td>申请病房彩超（肝胆胰脾肾，双下肢动脉，双下肢深静脉）</td></tr>
<tr><td>遵医嘱给予患者服药，并关注药物过敏史及副作用</td><td>申请 X 线（颈椎正侧双斜过伸过屈位 + 胸片）（联系外送）</td></tr>
<tr><td>抗凝药：术前华法林、氯吡格雷等停用 1 周左右，入院后低分子肝素 0.4 mL*1 支 ih qd，有明确血栓者，请相关科室会诊后调整用量。遵医嘱给予抗凝药，并关注药物副作用</td><td>颈椎 MRI；颈椎 CT 平扫（冠状位 + 矢状位 + 三维重建）</td></tr>
<tr><td rowspan="3">入院评估：
✓营养状况评估（NRS2002 和 MNA-SF）：术前
✓疼痛评估（VAS）：术后 2 h/24 h/出院前
✓焦虑抑郁评估（HAD）：术前 + 出院前
✓跌倒风险评估（Morse 跌倒评分）：术前</td><td>术前必须请神经内科会诊，除外神经内科相关疾病可能后方可行颈椎手术
肌电图（考虑脊髓型颈椎病患者需完善）
头部 MRI，脑血流图（根据需要）</td></tr>
<tr><td>康复科会诊（常规）</td></tr>
<tr><td>入院营养风险评估提示≥ 3 分通知医生请营养科会诊</td></tr>
</table>

三、术前一日医嘱（入院第 2~5 天）

明日手术（备注：拟定明日在“全身麻醉”下行颈前路椎间盘切除减压植骨融合术）
术前禁食水（术晨 6:00 前饮用一瓶“术能”，由大夜班 6:00 前确认，若中午 12:00 以后接患者，则上午 10:00 前再饮用一瓶“术能”，由责任护士确认）
头孢呋辛钠 1.5 g*1 支 +100 mL NS（带入手术室） 若有头孢或青霉素过敏史，改用克林霉素 0.6 g*1 支 +100 mL NS（带入手术室）
氨甲环酸 0.5 g*1 支 +100 mL NS（术中带药）
地西泮片 5 mg po（备注：术前晚 9:00）
塞来昔布 200 mg（备注：术前晚）
降压药、扩张冠状血管药、甲状腺药（备注：术晨 6:00 小口水送服）

备注：不常规备皮，不灌肠

四、术前护理

1. 心理护理
2. 用物准备评估：颈托、看护垫、便盆、尿壶、薄枕头、气管切开包
3. 功能训练：咳嗽、咳痰练习、戒烟、床上排便练习、颈托佩戴练习、踝泵、抬臂、握拳练习、轴向翻身、气管推移训练
4. 术前准备：通知禁食水并挂标识、更换病号服、摘假牙及饰物，了解药物过敏史、消毒术区皮肤、进行手术标识
5. 文件书写：手术交接单、护理记录、ADL
6. 术晨：早上 6:00 前饮用一瓶“术能”，由大夜班 6:00 前确认，若中午 12:00 以后接患者，则上午 10:00 前再饮用一瓶“术能”，由责任护士确认。大夜班确认术晨药服药到口情况，7:30 确认首台患者标识，消毒术区皮肤，更换病号服，测量生命体征，填写手术交接单，异常汇报

五、术后医嘱（入院第 3~10 天）

长期医嘱	临时医嘱
Ⅰ级护理：按照护理级别进行护理	禁食水（术后 4 h 尝试饮水和术后 6 h 正常进食）（糖尿病患者为糖尿病饮食）
饮食：术后 4 h 尝试饮水和术后 6 h 普食（糖尿病患者为糖尿病饮食）	
测血压：遵医嘱，异常汇报	心电监护（数量：6）
测血糖：遵医嘱，异常汇报	
抗生素：头孢呋辛钠 1.5 g*1 支 + 100 mL NS bid。一般共用 3 天（当天一天，术后两天），超 3 天需记病程说明理由（如体温、血象、咳嗽咳痰、伤口情况等）。若碰到周末需要停药，可备注几月几号起至几月几号停，护士会提醒值班医生停医嘱。若过敏，改用克林霉素 0.6 g*1 支 +100 mL NS qd	氧气吸入（数量：6）
氟比洛芬酯注射液 50 mg*1 支 bid iv（和头孢一起停用，改为塞来昔布 200 mg*1 片 bid，氟比洛芬酯注射液不能和塞来昔布联用）	血常规（病房化验室）（开两个，分别备注：即刻、明晨）
术后镇痛： ✓塞来昔布（停氟比洛芬酯后使用）200 mg*1# bid ✓甲钴胺 0.5 mg*1# tid ✓乙哌立松 50 mg*1# tid ✓普瑞巴林 75 mg*1# bid	P2+P3（开两个，分别备注：即刻、明晨）
术中神经刺激明显：甲强龙 80 mg+ 100 mL 生理盐水用 3 天（糖尿病患者术后不用）；同时口服法莫替丁片，20 mg*1 片 bid	术后补液 1000~1500 mL
布地奈德 1 mg*1 支 + 异丙托溴铵 0.5 mg*1 支配 10 mL NS 雾化吸入 bid（常规使用 3 天停药，必要时可延长）	

续表

<table>
<tr><th>长期医嘱</th><th>临时医嘱</th></tr>
<tr><td>内科疾病用药（有糖尿病、高血压等既往病史者）</td><td rowspan="3">申请 X 线（备注：颈椎正侧位），拔除引流管后复查</td></tr>
<tr><td>通便润肠药：乳果糖口服溶液 15 mL*1 袋 qd（大便正常后停用）</td></tr>
<tr><td>遵医嘱给予患者用药，并关注药物过敏史及副作用</td></tr>
<tr><td>抗凝药：术前华法林、氯吡格雷等停 1 周左右，入院后给予低分子肝素 0.4 mL*1 支 ih qd，有明确血栓者，请相关科室后调整用量。遵医嘱给予抗凝药，并关注药物副作用</td><td rowspan="2">申请 CT（颈椎 CT 平扫，冠状面重建 + 矢状面重建 + 三维重建），拔除引流管后复查</td></tr>
<tr><td>导尿管留置（长期）（次日拔除，拔除时停长期医嘱，护士负责拔导尿管）
保留闭式引流（长期）（拔除时停长期医嘱，引流量小于 30 mL/d 的情况下，可拔除术区引流管）
记引流量（长期）（拔除时停长期医嘱）
术后评 VTE 评分</td></tr>
</table>

备注：术后抗生素使用≤ 72 h，术后即刻患者在床上可以自由轴向翻身和活动四肢。何时下地遵医嘱

六、术后护理

1. 病情观察：意识、生命体征、伤口敷料、四肢感觉、运动、肌力、疼痛、吞咽困难、饮水呛咳、声音嘶哑
2. 并发症：硬膜外血肿、下肢深静脉血栓、脑脊液漏、感染（伤口、泌尿系、肺部、椎间隙）
3. 管路：引流管（负压 / 常压、颜色、性质、量）、尿管（均术后第 1 天拔除，男女均由护士拔）
4. 术后即可轴向翻身和活动四肢。何时下地遵医嘱。术后下地，应注意采取正确翻身、起卧姿势。告知患者起床三部曲。首次下床前要有人看护，并评估下床能力，避免跌倒

续表

5. 饮食：禁食水 4 h，4 h 后无恶心、呕吐可尝试饮水，无异常呛咳可进食
6. 可带引流管下地，预防跌倒及管路滑脱
7. 护理文书：手术交接单、ADL、护理记录、生命体征单、体温单、疼痛评分、跌倒评分、压疮评分、VTE 评分
8. 支具使用：颈托（卧床休息时可摘除颈托）

七、术后康复锻炼

1. 呼吸训练、咳嗽咳痰训练
2. 踝泵练习
3. 上肢抬臂练习
4. 握拳练习
5. 轴向翻身练习
6. 侧身起卧位训练

备注：康复科会诊指导功能锻炼

八、出院医嘱（入院第 3~5 天，均为即刻医嘱）

明日出院，术后评 VTE 评分
甲钴胺 0.5 mg*1 片 tid（2 周量）
乙哌立松 50 mg*1 片 tid（2 周量）
塞来昔布 200 mg+ 普瑞巴林 75 mg，1 片 bid（2 周量）
抗骨质疏松药物（限入院诊断合并骨质疏松患者）
其他原发病 + 内科药（根据患者病情需要或请示上级医生）
与患者或家属确认出院带药，并宣教注意事项

备注：预约骨科门诊（术后 2 周）、营养科门诊（NRS 评分≥ 3 分者）和康复科门诊（术后 1 个月的同一天）

九、出院医嘱及宣教（出院记录上填写）

1. 出院带药：住院期间使用的口服药，可根据症状继续口服 2~4 周
2. 伤口定期换药（2~3 天换药一次，一般换药至术后 1 周左右时间；如伤口为丝线间断缝合，术后 1 周门诊拆线，如为皮内缝合无须拆线）
3. 佩戴颈托保护（卧床休息时可摘除颈托），要求患者术后起床活动时佩戴 3 个月
4. 1 个月后可就诊我院康复科门诊，指导功能康复
5. 术后 3 个月内戒烟戒酒，避免长时间低头伏案、看手机等不健康的生活方式，避免跌倒及其他外伤
6. 术后 1 个月、3 个月、半年、1 年、2 年于骨科门诊复查

十、出院护理

1. 出院带药：住院期间使用的口服药，可根据症状遵医嘱继续口服 2~4 周
2. 结算方式宣教
3. 带走生活用品、影像学资料、饭卡、冰箱药、胰岛素笔、自备药等
4. 佩戴颈托保护（卧床休息时可摘除颈托），起床活动时佩戴 3 个月
5. 术后 3 个月内戒烟戒酒，避免长时间低头伏案、看手机等不健康的生活方式，避免跌倒及其他外伤
6. 伤口定期换药:（2~3 天换药一次，一般换药至术后 2 周左右时间；如伤口为丝线间断缝合，2 周门诊拆线，如为皮内缝合无须拆线）。出院后复查：骨科门诊（术后 2 周）、营养科门诊和康复科门诊（术后 1 个月）
7. 护理文书 开次日出院：ADL 评分、护理记录（改护理级别、皮肤、VTE、抗凝药写观察）、打印 ADL，出院指导 开当日出院：跌倒评分、ADL 评分、护理记录（改护理级别、皮肤、VTE、跌倒高危写措施、抗凝药写观察）、打印体温单、血糖单、ADL，出院指导。完善出院随访
8. 整理病历顺序

第四节　患者宣教手册

适用对象

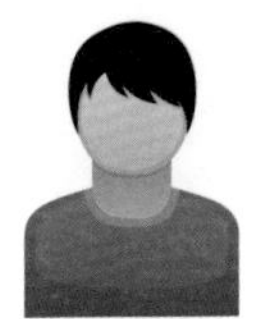

- 颈椎间盘突出症（颈椎间盘突出；颈椎间盘疾患）
- 颈椎间盘突出症伴脊髓病
- 颈椎间盘突出症伴神经根型颈椎病
- 脊髓型颈椎病神经根型颈椎病
- 颈椎后纵韧带骨化（局灶型）

术式：颈前路椎间盘切除减压植骨融合术（ACDF）

诊断依据

病史：单侧或双侧神经根损伤的症状和（或）脊髓压迫的临床症状

体征：单侧或双侧神经根损伤的阳性体征和（或）脊髓压迫的阳性体征

一、术前准备（入院第 1~3 天）

1. 入院准备：为保证患者住院期间的生活需要，请您关注入院须知及备齐入院所需用品（具体扫描二维码）（图 6.1）；还请您准备好平常内科用药的清单（包括降压药、降糖药、胰岛素笔、降脂药等，应包括药物的名称、服用方法和剂量）。若您术前服用阿司匹林、波立维、华法林、利血平或降压 0 号等药物，需要停用 3~7 天并更换相应替代药物。入院后根据您的具体病情医生会调整用药。

图 6.1

2. 术前检查：为了保证手术安全，您将接受的常规检查包括抽血化验（包括血常规、生化、凝血等指标）、心电图、颈椎 X 线、颈椎 CT、颈椎 MRI、骨密度等，医生还可能会根据您的个人情况增加其他必要的检查，这些检查能够帮助手术医生及麻醉医生更详细了解您的病情、判断有无手术禁忌证及判断手术的责任节段，以便于更加安全、精准地制订您的治疗方案。

3. 加强营养：良好的营养状况有利于术后伤口的愈合并能减少并发症的风险。建议您加强营养，保证蔬菜水果的种类丰富，促进消化，同时适当增加肉蛋奶类优质蛋白质的摄入。入院时护士会对您的营养状况做出初步评估，如果您的营养状况欠佳，我院专业的营养科医生会根据检查结果和营养评分为您添加补充剂。

4. 血糖控制：血糖控制不佳会影响手术伤口的愈合，严重的会造成伤口甚至深部创口感染。建议患者自测血糖，空腹血糖控制在 5.6~10 mmol/L，随机血糖控制在 11.1 mmol/L 以内，防止伤口甚至深部创口感染，以及糖尿病相关并发症。

5. 颈托准备：术前自行准备颈托（图 6.2），带入手术室。

6. 手术签字：待您的术前检查完善后，手术医生会在术前 1~2 天向您及家属交代病情并完善术前签字等手续，术前谈话主要内容包括：入院检查结果、患者下一步治疗方案、手术日期、手术风险、注意事项、手术预期、护工安排、术后康复等。如果您和家属还有任何疑问可以随时向医生提出。

7. 术前功能锻炼：术前的功能锻炼有助于加快您术后的康复，入院后我们会请康复科医师指导您住院期间的功能锻炼。

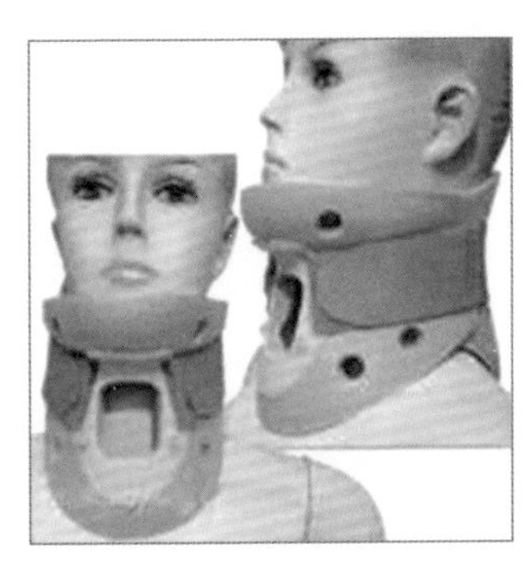

图 6.2

- 气管食管推移训练（入院后在医护指导下开始）：患者取仰卧位，枕头垫于肩下，头后伸，用拇指或 2~4 指指端向左侧推移，将气管、食管持续向非手术侧（左侧）推移，并持续 5~10 s。开始时用力尽量缓和，患者适应后可用力稍加强。每天锻炼 4~6 次，每次 10 组。训练过程中如果出现任何不适，请及时停止。
- 上肢 ROM 训练（图 6.3）：患者上肢向前伸直上举，上肢伸直向后伸，上肢向前伸直向外侧举（不过肩）坚持 2~6 s，每组 5~10 个，每天 3 组，根据个人情况，可适当增减。

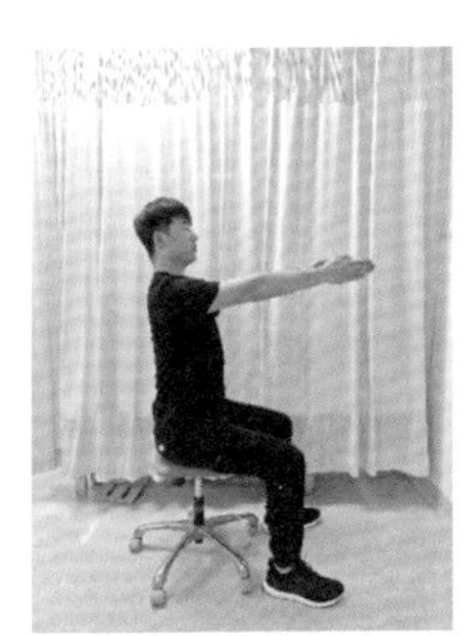
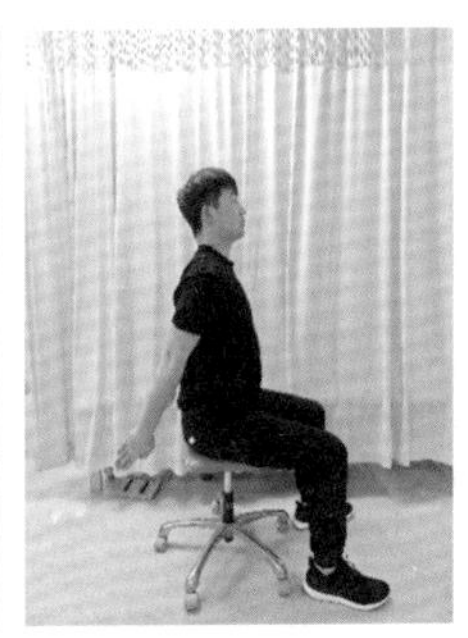
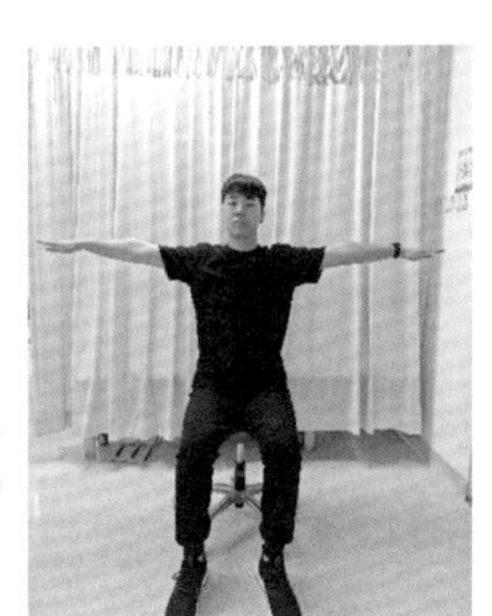

图 6.3

二、手术日（入院第 3~5 天）

1. 饮食安排： 手术前一天晚上 24:00 之后禁食，手术当天早上 6:00 之前可饮水，并饮用一瓶“术能（355 mL）”。如果您的手术安排在下午，手术当天上午 10:00 前可以饮水，并再次饮用一瓶“术能（355 mL）”。

2. 术前准备： 第一台手术早上 8:30 左右由专人推床送您进入手术室，此前请您需要更换统一病号服并排空膀胱，摘除饰品及假牙，保存好个人物品。

3. 术中情况： 进入手术室后会由手术室护士为您开通静脉输液通路，麻醉医生负责您手术期间的麻醉支持与监护，您只需配合麻醉医生，随后睡觉即可。麻醉苏醒后，您的口中会有气管插管，会有不适，不要用手拔，待您的情况允许后麻醉医生会为您拔管。此时您也会有想小便的感觉，这是因为您会带一根尿管。您也会感到颈部酸胀，这是正常现象，输液中会有止痛药，我们会根据您疼痛程度给予止痛药加量或换用更强效止痛药。随后您会被转到麻醉术后监护室，待您的情况允许后即可返回病房。您的颈前部一般会有一根引流管，这是为了帮助排出伤口中的积血，可能会对您造成不适，一般引流管会在术后第 1 天拔除，尿管在术后第 1 天拔除。

4. 返回病房： 术后即刻您在床上可以自由轴向翻身和活动四肢，我们会为您吸氧以及监护 6 h。您可能会出现头晕恶心的症状，这与镇痛、镇静药物有关，我们会应用药物控制，您有任何不适都可以通知医生、护士。约术后 4 h 后，您能够完成自主咳嗽，没有呛咳时可以尝试饮水，并可以逐步正常进食。术后 6 h，可佩戴颈托坐起，如无头晕或无力，可下地活动。首次下床活动一定呼叫护士或护工辅助，勿独自下床，预防跌倒。您在术后麻醉完全清醒后要注意观察四肢活动情况，术后肢体轻中度麻木属正常现象，但如果出现四肢力量显著下降、麻木持续加重，请随时联系您的主管医生，我们会对您进行相关检查，判断病情变化，并进行相应处理。即使您的颈部有引流管，仍有术后血肿发生的可能性，如果出现憋气、呼吸困难并进行性加重，请您随时联系您的主管医生，我们会对您进行相关检查，判断病情变化，并进行相应处理。

三、手术后（入院第 5~10 天）

1. 疼痛管理：我们已有较完善的围手术期疼痛控制策略，如果疼痛影响到您的正常生活、睡眠、下地，您可以通知护士或医生，我们会根据情况为您调整止痛药。

2. 术后营养：增加肉蛋奶类优质蛋白质和多种蔬菜水果的摄入，如果您出现便秘、腹胀等不适，我们可以为您开具促排便药物。

3. 康复锻炼：返回病房后您可以在医生指导下开始进行锻炼，术后当天即开始踝泵练习、行走锻炼、手部灵活性训练、上肢 ROM 训练等，针对康复锻炼不佳患者有专门康复科医生指导锻炼（具体方法见前文术前功能锻炼）。

四、出院（入院第 5~10 天）

1. 出院带药：包括止痛、营养神经及相应的抗骨质疏松药物（合并骨质疏松患者）。

2. 伤口处理：2~3 天换药一次，一般换药至术后 1 周左右时间；如伤口为丝线间断缝合，术后 1 周门诊拆线，如为皮内缝合无须拆线。拆线后 3 天去除敷料，可以淋浴，避免浸泡伤口。

3. 颈托佩戴：佩戴颈托保护（卧床休息时可摘除颈托），要求患者术后起床活动时佩戴 3 个月。术后 3 个月内戒烟戒酒，避免长时间低头伏案、看手机等不健康的生活方式，避免跌倒及其他外伤。若您出现憋气、呼吸困难等情况应及时就诊。

4. 门诊复诊：

✓康复科门诊：术后 1 个月就诊，继续功能锻炼。

✓骨科门诊：术后 2 周，术后 3 个月、6 个月、12 个月、2 年本人来骨科门诊复查。

第七章

颈椎后路开放手术（全身麻醉）

第一节 ERAS 临床路径

适用对象

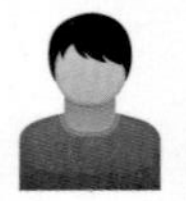

- 多节段颈脊髓压迫造成的颈脊髓病和（或）神经根病
- 颈椎疾病伴发育性颈椎管狭窄
- 颈椎后路手术失败后翻修

术式：颈椎后路减压（植骨、融合）术

诊断依据

病史：单侧或双侧神经根损伤的症状和（或）脊髓压迫的临床症状

体征：单侧或双侧神经根损伤的阳性体征和（或）脊髓压迫的阳性体征

辅助检查：影像学检查发现单纯颈椎间盘突出、颈椎间盘组织退变及其引起的继发改变、局灶型颈椎后纵韧带骨化等，压迫神经根和（或）脊髓，影像学表现与症状、体征相符

精确诊断与定位：需结合病史、体征及影像学结果以明确责任节段及受累神经，对于诊断困难的患者，尚需进一步结合神经电生理检查等，必要时应配合神经根封闭、椎间盘造影等有创诊断措施

方案选择依据

1. 诊断明确，神经损伤症状明显，保守治疗无效或复发，严重影响患者正常工作和生活
2. 无手术禁忌证：①全身情况差，或合并有重要脏器疾患，不能承受手术创伤；②身体任何部位的活动性及隐匿感染；③严重精神或认知障碍；④恶性肿瘤晚期

临床路径标准住院日为 3~10 天

术前准备（入院第 1~4 天）

患者教育 → 长期医嘱 → 临时医嘱［·必需的检查项目 ·根据患者合并疾病情况选择的检查项目］ → 术前需达到目标

手术日（入院第 2~5 天）

术前禁食禁水 → 预防性抗感染药物 → 麻醉方式 → 气管插管及体位 → 手术方式 → 术中输液及控制性降压 → 多模式术中电生理监测 → 术中导尿 → 手术内植物 → 自体血回输/输血 → 术后当天观察

术后住院恢复（入院第 3~10 天）

必需的检查项目 → 抗感染药物 → 术后镇痛及镇静 → 引流管拔除 → 吞咽困难处理 → 激素、脱水药物和神经营养药物 → 抗凝治疗（部分患者） → 术后康复锻炼 / 术后营养支持

出院（入院第 3~10 天）

- 出院标准
- 出院医嘱及宣教

一、术前准备（入院第 1~4 天）

患者教育

1. 宣教：教会患者心肺康复的方法如咳嗽、咳痰和行走锻炼；教会患者疼痛自评，床上排便，颈托的穿戴，正确的日常生活姿势，正确翻身和起床的方法，颈椎康复训练方法等（康复科会诊）
2. 评估：
   - ✓营养状况评估（NRS2002）
   - ✓疼痛评估（VAS）
   - ✓焦虑抑郁评估（HAD）
   - ✓跌倒风险评估（Morse 跌倒评分）
   - ✓ VTE 风险评估（Caprini 评分）
   - ✓颈椎 JOA
3. 营养：进食高蛋白、高维生素、高热量食物，糖尿病患者限制碳水化合物摄入
4. 抗血栓药物：如术前长期口服阿司匹林、双抗或华法林，需要遵医嘱停药 3~7 天更换药物进行替代治疗

长期医嘱

1. 测血压 qd（高血压者 bid）
2. 测血糖：糖尿病患者以外不常规测
3. 合并疾病评估管理：按照《颈椎后路手术加速康复外科实施流程专家共识》（中华骨与关节外科杂志，2019）执行
4. 疼痛及功能评估：VAS 评分、JOA 评分
5. 镇痛：VAS ≥ 3 分需按时镇痛
6. 超前镇痛（仅神经根型或混合型颈椎病）
   - ✓塞来昔布 200 mg*1# bid
   - ✓普瑞巴林 75 mg*1# bid
   - ✓乙哌立松 50 mg*1 tid+ 甲钴胺 0.5 mg*1 tid（所有）

临时医嘱

必需的检查项目

1. 血常规 +CRP、尿常规、C21、术前凝血常规、血气（＞ 50 岁）、输血前全套（乙肝、丙肝、HIV、梅毒等）
2. 颈椎正侧双斜过屈过伸位 X 线片
3. 颈椎 MRI
4. 颈椎 CT 薄层扫描 + 冠状位 / 矢状位三维重建
5. 胸片、心电图
6. 血气分析
7. 双下肢动静脉彩超
8. 康复科会诊（常规）

根据患者合并疾病情况选择的检查项目

1. 动态心电图
2. 心脏彩超
3. 心肌核素灌注 / 冠脉 CT/ 冠脉造影
4. 肌电图、诱发电位检查
5. 肺功能检查
6. 下肢动脉彩超
7. 甲状腺 / 肾上腺皮质激素
8. 类风湿因子、抗链球菌溶血素
9. 骨密度（＞ 50 岁或绝经后妇女）
10. 营养科会诊（NRS 评分 ≥ 3 分）

术前需达到目标

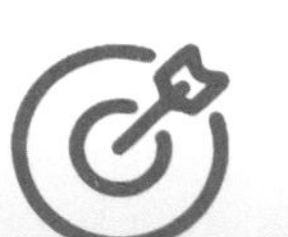

✓精神食欲好，依从性好，积极配合功能锻炼

✓血红蛋白 ≥ 110 g/L，白蛋白 ≥ 35 g/L

✓合并疾病控制良好，ASA ≤ 3 级

具体合并疾病评估和处理及需达到的目标参照《颈椎后路手术加速康复外科实施流程专家共识》（中华骨与关节外科杂志，2019）执行

二、手术日（入院第 2~5 天）

术前禁食禁水

- 术晨 6:00 饮用一瓶“术能（355 mL）”
- 中午以后接台上午 10:00 再饮一瓶“术能（355 mL）”
- 手术前一天开术晨降压药、心脏药、甲状腺药等必需服用药物，小口水送服

预防性抗感染药物

- 常规术前预防应用第二代头孢菌素、必要时可术后使用，24~48 h 停用

《抗感染药物临床应用指导原则》（卫医发〔2015〕43 号）

麻醉方式

- 全身麻醉

按照《颈椎后路手术加速康复外科实施流程专家共识》（中华骨与关节外科杂志，2019）执行

气管插管及体位

- 由外科手术医生、麻醉医生及巡回护士共同完成

按照《颈椎后路手术加速康复外科实施流程专家共识》（中华骨与关节外科杂志，2019）处理

手术方式

- 颈椎后路单开门或双开门椎板成形术

术中输液及控制性降压

- 不常规输血，常规自体血回输
- 术中应适当减少液体量
- 可选择性使用控制性降压，将收缩压控制在 90~110 mmHg 范围

多模式术中电生理监测

- 标准监测，其中包括体感诱发电位、运动诱发电位和肌电图
- 应注意生理因素及麻醉药物对电生理监测的影响

按照《颈椎后路手术加速康复外科实施流程专家共识》（中华骨与关节外科杂志，2019）执行

术中导尿

- 常规导尿，术后尽早拔除

手术内植物

- 支撑钛板、螺钉、各种植骨材料

自体血回输 / 输血

- 常规
- 伤口引流
- 有，术后尽早拔除

术后当天观察

- 包括术后血肿、喉头痉挛等致死性并发症的观察、神经功能变化的观察和引流管观察

按照《颈椎后路手术加速康复外科实施流程专家共识》（中华骨与关节外科杂志，2019）处理

三、术后住院恢复（入院第 3~10 天）

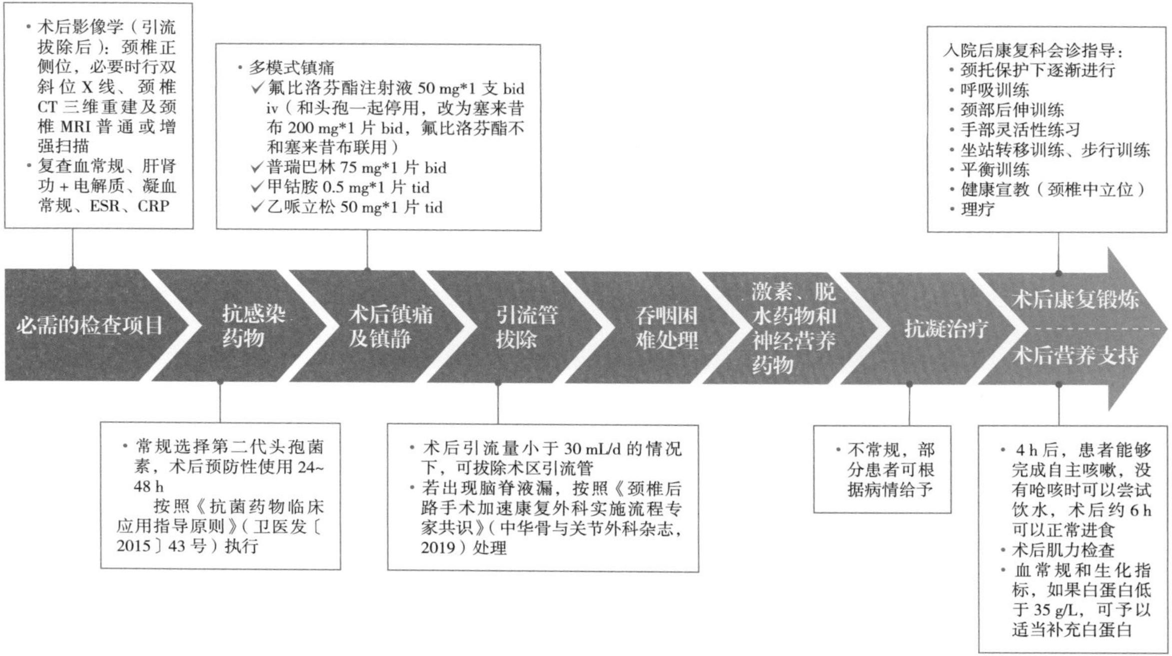

必需的检查项目

- 术后影像学（引流拔除后）：颈椎正侧位，必要时行双斜位 X 线、颈椎 CT 三维重建及颈椎 MRI 普通或增强扫描
- 复查血常规、肝肾功 + 电解质、凝血常规、ESR、CRP

抗感染药物

- 常规选择第二代头孢菌素，术后预防性使用 24~48 h

  按照《抗菌药物临床应用指导原则》（卫医发〔2015〕43 号）执行

术后镇痛及镇静

- 多模式镇痛
  - ✓氟比洛芬酯注射液 50 mg*1 支 bid iv（和头孢一起停用，改为塞来昔布 200 mg*1 片 bid，氟比洛芬酯不和塞来昔布联用）
  - ✓普瑞巴林 75 mg*1 片 bid
  - ✓甲钴胺 0.5 mg*1 片 tid
  - ✓乙哌立松 50 mg*1 片 tid

引流管拔除

- 术后引流量小于 30 mL/d 的情况下，可拔除术区引流管
- 若出现脑脊液漏，按照《颈椎后路手术加速康复外科实施流程专家共识》（中华骨与关节外科杂志，2019）处理

吞咽困难处理

激素、脱水药物和神经营养药物

抗凝治疗

- 不常规，部分患者可根据病情给予

术后康复锻炼

入院后康复科会诊指导：
- 颈托保护下逐渐进行
- 呼吸训练
- 颈部后伸训练
- 手部灵活性练习
- 坐站转移训练、步行训练
- 平衡训练
- 健康宣教（颈椎中立位）
- 理疗

术后营养支持

- 4 h 后，患者能够完成自主咳嗽，没有呛咳时可以尝试饮水，术后约 6 h 可以正常进食
- 术后肌力检查
- 血常规和生化指标，如果白蛋白低于 35 g/L，可予以适当补充白蛋白

四、出院（入院第 3~10 天）

出院标准

1. 患者生命体征平稳、精神食欲恢复、大小便正常，常规化验指标无明显异常
2. 伤口情况良好：引流管拔除，伤口无感染征象，无皮瓣坏死
3. 术后复查内植物位置满意
4. 症状缓解
5. 没有需要住院治疗的并发症和（或）合并症

出院医嘱及宣教

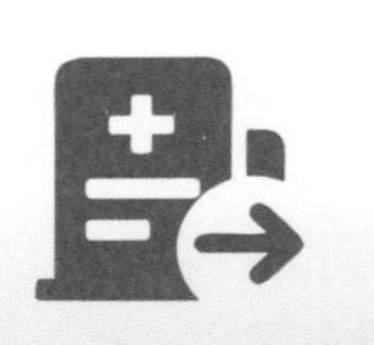

1. 出院带药：住院期间使用的口服药，可根据症状继续口服 2~4 周：塞来昔布 + 普瑞巴林 + 甲钴胺 + 乙哌立松
2. 术后 2 周后可以去除伤口敷料，可以淋浴，避免浸泡伤口
3. 佩戴颈托保护，要求患者术后起床活动时佩戴 3 个月
4. 1 个月后可就诊我院康复科门诊，指导功能康复
5. 术后 3 个月内戒烟戒酒，避免长时间低头伏案、看手机等不健康的生活方式，避免跌倒及其他外伤
6. 术后 1 个月、3 个月、半年、1 年、2 年于骨科门诊复查

第二节　医师医嘱执行路径

适用对象

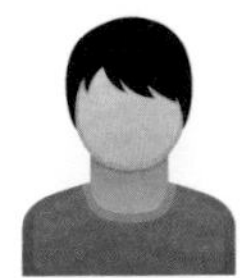

- 诊断：多节段颈脊髓压迫造成的颈脊髓病和（或）神经根病；颈椎疾病伴发育性颈椎管狭窄；颈椎前路手术术后；合并的内科疾病尽量补充完整，以增加 CMI

术式：颈椎后路单开门椎管成形（植骨、融合）术
颈椎后路椎板切除减压（植骨、融合）术

一、术前医嘱（入院第 1~4 天）

<table>
<tr><th>长期医嘱</th><th>临时医嘱</th></tr>
<tr><td>Ⅰ级护理</td><td>血常规</td></tr>
<tr><td>普食（根据患者饮食情况调节：糖尿病饮食、低盐低脂饮食等）</td><td>血型（病房）、C21
tnt+bnp（如有冠心病患者完善）</td></tr>
<tr><td>测血压 qd（有高血压病史者 bid）</td><td>尿常规（病房化验室）</td></tr>
<tr><td>测血糖（只限糖尿病患者，备注：空腹及三餐后长期）</td><td>骨密度（绝经后妇女或＞ 50 岁）</td></tr>
<tr><td rowspan="4">术前镇痛（仅限神经根型或混合型颈椎病，单纯脊髓型颈椎病患者不用）：
✓塞来昔布 200 mg*1# bid
✓普瑞巴林 75 mg*1# bid
所有患者都用：
✓甲钴胺 0.5 mg*1# tid
✓乙哌立松 50 mg*1# tid</td><td>DIC 初筛</td></tr>
<tr><td>HIV、梅毒、乙肝、丙肝</td></tr>
<tr><td>血气分析（如不达标，吸氧 2 h 后复查血气）</td></tr>
<tr><td>申请超声心动图（＞ 50 岁或既往心脏病史）</td></tr>
</table>

续表

<table>
<tr><th>长期医嘱</th><th>临时医嘱</th></tr>
<tr><td rowspan="4">抗骨质疏松药物（限入院诊断合并骨质疏松患者）：碳酸钙 200 mg*1 片 bid；阿法骨化醇（或骨化三醇）0.5 μg qd；鲑降钙素注射液 50 IU*1 支 im qd（有不良反应用鳗降钙素 20 IU*1 支 im st，住院期间只用 1 次）</td><td>电脑多导联心电图</td></tr>
<tr><td>申请病房彩超（肝胆胰脾肾、双下肢动脉、双下肢深静脉）</td></tr>
<tr><td>申请 X 线（颈椎正侧双斜过伸过屈位 + 胸片）（联系外送）</td></tr>
<tr><td>颈椎 MRI；颈椎 CT 平扫（冠状位 + 矢状位 + 三维重建）</td></tr>
<tr><td>内科疾病用药（既往有糖尿病、高血压等病史者）</td><td rowspan="2">术前必须请神经内科会诊，除外神经内科相关疾病可能后方可行颈椎手术
肌电图（考虑脊髓型颈椎病者需完善）
头部 MRI，脑血流图（根据需要）</td></tr>
<tr><td rowspan="2">抗凝药：术前华法林、氯吡格雷等停 1 周左右，入院后低分子肝素 0.4 mL*1 支 ih qd，有明确血栓者，请相关科室会诊后调整用量</td></tr>
<tr><td>入院 NRS 评分≥ 3 分请营养科会诊</td></tr>
</table>

二、术前一日医嘱（入院第 2~5 天，均为即刻医嘱）

<table>
<tr><td>明日手术（备注：拟定明日在“全身麻醉”下行颈椎后路单开门侧块螺钉内固定术）</td></tr>
<tr><td>术前禁食水（术晨 6:00 一瓶“术能”，若中午 12:00 以后接患者，则上午 10:00 再饮用一瓶“术能”）</td></tr>
<tr><td>需要剃头</td></tr>
<tr><td>头孢呋辛钠 1.5 g*1 支 +100 mL NS（带入手术室）
若有头孢或青霉素过敏史，改用克林霉素 0.6 g*1 支 +100 mL NS（带入手术室）</td></tr>
<tr><td>氨甲环酸 0.5 g*1 支 +100 mL NS（术中带药）</td></tr>
<tr><td>地西泮片 5 mg po（备注：术前晚 9:00）</td></tr>
<tr><td>塞来昔布 200 mg（备注：术前晚）</td></tr>
<tr><td>降压药、扩张冠状血管药、甲状腺药（备注：术晨 6:00 小口水送服）</td></tr>
<tr><td>术前备血 2~4 U，200~400 mL 血浆：申请备红细胞、ABO 正反定。填写输血申请单，打印，填写传染病四项</td></tr>
</table>

备注：不常规备皮，不灌肠，但需要剃头
推手术患者回病房即评 VTE+ 术后颈椎 JOA 评分（在病程上记录）

三、术后医嘱（入院第 3~10 天）

长期医嘱	临时医嘱
Ⅰ级护理、饮食	禁食水（术后 4 h 尝试饮水和术后 6 h 正常进食）（糖尿病患者糖尿病饮食）
测血压 qd（有高血压病史者 bid）	心电监护（至次日晨）
测血糖（只限糖尿病患者，备注：空腹及三餐后长期）	氧气吸入（至次日晨）
抗生素：头孢呋辛钠 1.5 g*1 支 + 100 mL NS bid。一般共用 3 天（当天一天，术后两天），超 3 天需记病程说明理由（如体温、血象、咳嗽咳痰、伤口情况等）。若碰到周末需要停药，可备注几月几号起至几月几号停药，护士会提醒值班医生停医嘱。若过敏，改用克林霉素 0.6 g*1 支 + 100 mL NS qd	血常规（病房化验室）（开两个，分别备注：即刻、明晨）
氟比洛芬酯注射液 50 mg*1 支 bid iv（和头孢一起停用，改为塞来昔布 200 mg*1 片 bid，氟比洛芬酯注射液不能和塞来昔布联用）	P2+P3（开两个，分别备注：即刻、明晨）
术后镇痛： ✓塞来昔布（停氟比洛芬酯后使用）200 mg*1# bid ✓甲钴胺 0.5 mg*1# tid ✓乙哌立松 50 mg*1# tid ✓普瑞巴林 75 mg*1# bid	术后补液 1000~1500 mL
术中神经刺激明显：甲强龙 80 mg+100 mL 生理盐水用 3 天（糖尿病患者术后不用）；同时口服法莫替丁 20 mg*1 片 bid	申请 CT（颈椎 CT 平扫，冠状面重建 + 矢状面重建 + 三维重建），拔除引流管后复查
布地奈德 1 mg*1 支 + 异丙托溴铵 0.5 mg*1 支配 10 mL NS 雾化吸入 bid（常规使用 3 天停，必要时可延长）	

续表

长期医嘱	临时医嘱
内科疾病用药（既往有糖尿病、高血压等病史者）	申请X线（备注：颈椎正侧位），拔除引流管后复查
通便润肠药：乳果糖口服溶液15 mL*1袋 qd	
抗凝药：术前华法林、氯吡格雷等停1周左右，入院后给予低分子肝素0.4 mL*1支 ih qd，有明确血栓者，请相关科室会诊后调整用量	
导尿管留置（长期）（次日拔除，拔除时停长期医嘱，护士负责拔导尿管） 保留闭式引流（长期）（拔除时停长期医嘱，引流量小于30 mL/d的情况下，可拔除术区引流管） 记引流量（长期）（拔除时停长期医嘱）	

备注：术后抗生素使用≤72 h，术后即刻患者在床上可以自由轴向翻身和活动四肢。何时下地遵医嘱
患者术后回病房即评VTE（在病程上记录）

四、出院医嘱（入院第3~10天，均为即刻医嘱）

明日出院
停长期医嘱，改Ⅱ级护理
甲钴胺0.5 mg*1片 tid（2周量）
乙哌立松50 mg*1片 tid（2周量）
塞来昔布200 mg+普瑞巴林75 mg，1片 bid（2周量）
抗骨质疏松药物（限入院诊断合并骨质疏松患者）
其他原发病+内科药（根据患者病情需要或请示上级医生）

备注：预约骨科门诊（术后2周）、营养科门诊（NRS评分≥3分者）和康复科门诊（术后1个月的同一天）
做医疗结算，打印出院记录及证明
评VTE并打印+颈椎JOA评分（在病程上记录，主管医师质控）

五、出院医嘱及宣教（出院记录上填写）

1. 出院带药：住院期间使用的口服药，可根据症状继续口服 2~4 周
2. 伤口定期换药（2~3 天换药一次，一般换药至术后 2 周左右时间；如伤口为丝线间断缝合，术后 2 周门诊拆线，如为皮内缝合无须拆线）
3. 佩戴颈托保护（卧床休息时可摘除颈托），要求患者术后起床活动时佩戴 3 个月
4. 1 个月后可就诊我院康复科门诊，指导功能康复
5. 术后 3 个月内戒烟戒酒，避免长时间低头伏案、看手机等不健康的生活方式，避免跌倒及其他外伤
6. 术后 1 个月、3 个月、半年、1 年、2 年于骨科门诊复查

第三节　护士医嘱执行路径

适用对象

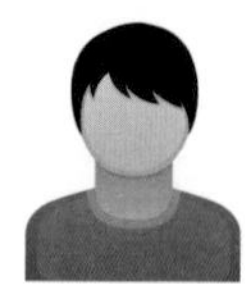

- 诊断：多节段颈脊髓压迫造成的颈脊髓病和（或）神经根病；颈椎疾病伴发育性颈椎管狭窄；颈椎后路手术术后；合并的内科疾病尽量补充完整，以增加 CMI

术式：颈椎后路单开门椎管成形（植骨、融合）术
颈椎后路椎板切除减压（植骨、融合）术

一、入院流程

1. 备齐入院物品（二维码），入院扫二维码宣教
2. 文件书写，完善入院各项护理表单［体温单、入院评估单、自理能力量表、压疮风险、跌倒风险、营养风险表、焦虑抑郁量表 HAD、疼痛强度（≥ 6 分）、护理记录、健康教育］
3. 完善病历各项签字单签字，核对并佩戴腕带
4. 介绍病房环境，带入病房、穿病号服，24:00 后禁食水，晨起抽血

二、术前医嘱（入院第 1~4 天）

长期医嘱	临时医嘱
Ⅰ级护理：按照护理级别进行护理	血常规
普食：根据患者既往病史及医嘱对患者进行饮食指导	血型（病房）、C21 tnt+bnp（如有冠心病患者完善）
测血压：遵医嘱，异常汇报	尿常规（病房化验室）

续表

长期医嘱	临时医嘱
测血糖：遵医嘱，异常汇报	骨密度（绝经后妇女或> 50 岁）
术前镇痛（仅限神经根型或混合型颈椎病，单纯脊髓型颈椎病患者不用）： ✓塞来昔布 200 mg*1# bid ✓普瑞巴林 75 mg*1# bid 所有患者都用： ✓甲钴胺 0.5 mg*1# tid ✓乙哌立松 50 mg*1# tid	DIC 初筛
	HIV、梅毒、乙肝、丙肝
	血气分析（如不达标，吸氧 2 h 后复查血气）
抗骨质疏松药物（限入院诊断合并骨质疏松患者）：碳酸钙 200 mg*1 片 bid；阿法骨化醇（或骨化三醇）0.5 μg qd；鲑降钙素注射液 50 IU*1 支 im qd（有不良反应用鳗降钙素 20 IU*1 支 im st，住院期间只用 1 次）	申请超声心动（> 50 岁或既往有心脏病史）
	电脑多导联心电图
内科疾病用药（既往有糖尿病、高血压等病史者）	申请病房彩超（肝胆胰脾肾、双下肢动脉、双下肢静脉）
遵医嘱给予患者服药，并关注药物过敏史及副作用	申请 X 线（颈椎正侧双斜过伸过屈位 + 胸片）（联系外送）
抗凝药：术前华法林、氯吡格雷等停 1 周左右，入院后低分子肝素 0.4 mL*1 支 ih qd，有明确血栓者，请相关科室后调整用量。遵医嘱给予抗凝药，并关注药物副作用	颈椎 MRI；颈椎 CT 平扫（冠状位 + 矢状位 + 三维重建）
入院评估： ✓营养状况评估（NRS2002 和 MNA-SF）：术前 ✓疼痛评估（VAS）：术后 2 h/24 h/出院前 ✓焦虑抑郁评估（HAD）：术前 + 出院前 ✓跌倒风险评估（Morse 跌倒评分）：术前	术前必须请神经内科会诊，除外神经内科相关疾病可能后方可行颈椎手术 肌电图（考虑脊髓型颈椎病者需完善） 头部 MRI，脑血流图（根据需要）
	入院营养风险评估提示≥ 3 分通知医生请营养科会诊

三、术前一日医嘱（入院第 2~5 天，均为即刻医嘱）

明日手术（备注：拟定明日在“全身麻醉”下行颈椎后路单开门侧块螺钉内固定术）
术前禁食水（术晨 6:00 前饮用一瓶“术能”，由大夜班 6:00 前确认，若中午 12:00 以后接患者，则上午 10:00 前再饮用一瓶“术能”，由责任护士确认）
需要剃头
头孢呋辛钠 1.5 g*1 支 +100 mL NS（带入手术室） 若有头孢或青霉素过敏史，改用克林霉素 0.6 g*1 支 +100 mL NS（带入手术室）
氨甲环酸 0.5 g*1 支 +100 mL NS（术中带药）
地西泮片 5 mg po（备注：术前晚 9:00）
塞来昔布 200 mg（备注：术前晚）
降压药、扩张冠状血管药、甲状腺药（备注：术晨 6:00 小口水送服）
术前备血 2~4 U，200~400 mL 血浆：申请备红细胞、ABO 正反定。填写输血申请单，打印，填写传染病四项

备注：不常规备皮，不灌肠，但需要剃头

四、术前护理

1. 心理护理
2. 用物准备评估：颈托、看护垫、便盆、尿壶、薄枕头
3. 功能训练：咳嗽、咳痰练习、戒烟、床上排便练习、颈托佩戴练习、踝泵、抬臂、握拳练习、轴向翻身
4. 术前准备：剃头、通知禁食水并挂标识、更换病号服、摘假牙及饰物、了解药物过敏史、消毒术区皮肤、进行手术标识
5. 文件书写：手术交接单、护理记录、ADL
6. 术晨：早上 6:00 前饮用一瓶“术能”，由大夜班 6:00 前确认，若中午 12:00 以后接患者，则上午 10:00 前再饮用一瓶“术能”，由责任护士确认。大夜班确认术晨药服药到口情况，7:30 确认首台患者标识，消毒术区皮肤，更换病号服，测量生命体征，填写手术交接单，异常汇报

五、术后医嘱（入院第 3~10 天）

长期医嘱	临时医嘱
Ⅰ级护理：按照护理级别进行护理	禁食水（术后 4 h 尝试饮水和术后 6 h 正常进食）（糖尿病患者糖尿病饮食）
饮食：术后 4 h 尝试饮水和术后 6 h 普食（糖尿病患者为糖尿病饮食）	
测血压：遵医嘱，异常汇报	心电监护（至次日晨）
测血糖：遵医嘱，异常汇报	
抗生素：头孢呋辛钠 1.5 g*1 支 + 100 mL NS bid。一般共用 3 天（当天一天，术后两天），超 3 天需记病程说明理由（如体温、血象、咳嗽咳痰、伤口情况等）。若碰到周末需要停药，可备注几月几号起至几月几号停药，护士会提醒值班医生停医嘱。若过敏，改用克林霉素 0.6 g*1 支 + 100 mL NS qd	氧气吸入（至次日晨）
氟比洛芬酯注射液 50 mg*1 支 bid iv（和头孢一起停用，改为塞来昔布 200 mg*1 片 bid，氟比洛芬酯注射液不能和塞来昔布联用）	血常规（病房化验室）（开两个，分别备注：即刻、明晨）
术后镇痛： ✓塞来昔布（停氟比洛芬酯后使用）200 mg*1# bid ✓甲钴胺 0.5 mg*1# tid ✓乙哌立松 50 mg*1# tid ✓普瑞巴林 75 mg*1# bid	P2+P3（开两个，分别备注：即刻、明晨）
术中神经刺激明显：甲强龙 80 mg+ 100 mL NS 用 3 天（糖尿病患者术后不用）；同时口服法莫替丁 20 mg*1 片 bid	术后补液 1000~1500 mL
布地奈德 1 mg*1 支 + 异丙托溴铵 0.5 mg*1 支配 10 mL NS 雾化吸入 bid（常规使用 3 天停药，必要时可延长）	

续表

长期医嘱	临时医嘱
内科疾病用药（既往有糖尿病、高血压等既往病史者）	申请 CT（颈椎 CT 平扫，冠状位重建 + 矢状位重建 + 三维重建），拔除引流管后复查
通便润肠药：乳果糖口服溶液 15 mL*1 袋 qd（大便正常后停用）	
遵医嘱给予患者用药，并关注药物过敏史及副作用	
抗凝药：术前华法林、氯吡格雷等停 1 周左右，入院后给予低分子肝素 0.4 mL*1 支 ih qd，有明确血栓者，请相关科室后调整用量。遵医嘱给予抗凝药，并关注药物副作用	申请 X 线（备注：颈椎正侧位），拔除引流管后复查
导尿管留置（长期）（次日拔除，拔除时停长期医嘱，护士负责拔导尿管） 保留闭式引流（长期）（拔除时停长期医嘱，引流量小于 30 mL/d 的情况下，可拔除术区引流管） 记引流量（长期）（拔除时停长期医嘱）	

备注：术后抗生素使用≤ 72 h，术后即刻患者在床上可以自由轴向翻身和活动四肢。何时下地遵医嘱

六、术后护理

1. 病情观察：意识、生命体征、伤口敷料、四肢感觉、运动、肌力、疼痛、尿量
2. 并发症：硬膜外血肿、下肢深静脉血栓、脑脊液漏、感染（伤口、泌尿系、肺部、椎间隙）
3. 管路：引流管（负压 / 常压、颜色、性质、量）、尿管（均术后第 1 天拔除，男女均由护士操作）
4. 术后即可轴向翻身和活动四肢。何时下地遵医嘱。术后下地，应注意采取正确翻身、起卧姿势。告知患者起床三部曲。首次下床前要有人看护，并评估下床能力，避免跌倒

续表

5. 饮食：禁食水 4 h，4 h 后无恶心、呕吐可尝试饮水，无异常呛咳可进食
6. 可带引流管下地，预防跌倒及管路滑脱
7. 护理文书：手术交接单、ADL、护理记录、生命体征单、体温单、疼痛评分、跌倒评分、压疮评分、VTE 评分
8. 支具使用：颈托（卧床休息时可摘除颈托）

七、术后康复锻炼

1. 呼吸训练、咳嗽咳痰训练
2. 踝泵练习
3. 上肢抬臂练习
4. 握拳练习
5. 轴向翻身练习
6. 侧身起卧位训练

备注：康复科会诊指导功能锻炼

八、出院医嘱（入院第 3~10 天，均为即刻医嘱）

明日出院
甲钴胺 0.5 mg*1 片 tid（2 周量）
乙哌立松 50 mg*1 片 tid（2 周量）
塞来昔布 200 mg+ 普瑞巴林 75 mg，1 片 bid（2 周量）
抗骨质疏松药物（限入院诊断合并骨质疏松患者）
其他原发病 + 内科药（根据患者病情需要或请示上级医生）
与患者或家属确认出院带药，并宣教注意事项

备注：预约骨科门诊（术后 2 周）、营养科门诊（NRS 评分≥ 3 分者）和康复科门诊（术后 1 个月的同一天）

九、出院医嘱及宣教（出院记录上填写）

1. 出院带药：住院期间使用的口服药，可根据症状继续口服 2~4 周
2. 伤口定期换药（2~3 天换药一次，一般换药至术后 2 周左右时间；如伤口为丝线间断缝合，术后 2 周门诊拆线，如为皮内缝合无须拆线）
3. 佩戴颈托保护（卧床休息时可摘除颈托），要求患者术后起床活动时佩戴 3 个月
4. 一月后可就诊我院康复科门诊，指导功能康复
5. 术后 3 个月内戒烟戒酒，避免长时间低头伏案、看手机等不健康的生活方式，避免跌倒及其他外伤
6. 术后 1 个月、3 个月、半年、1 年、2 年于骨科门诊复查

十、出院护理

1. 出院带药：住院期间使用的口服药，可根据症状遵医嘱继续口服 2~4 周
2. 结算方式宣教
3. 带走生活用品、影像学资料、饭卡、冰箱药、胰岛素笔、自备药等
4. 佩戴颈托保护（卧床休息时可摘除颈托），起床活动时佩戴 3 个月
5. 术后 3 个月内戒烟戒酒，避免长时间低头伏案、看手机等不健康的生活方式，避免跌倒及其他外伤
6. 伤口定期换药:（2~3 天换药一次，一般换药至术后 2 周左右时间；如伤口为丝线间断缝合，2 周门诊拆线，如为皮内缝合无须拆线）。出院后复查：骨科门诊（术后 2 周）、营养科门诊和康复科门诊（术后 1 个月）
7. 护理文书 开次日出院：ADL 评分、护理记录（改护理级别、皮肤、VTE、抗凝药写观察）、打印 ADL，出院指导 开当日出院：跌倒评分、ADL 评分、护理记录（改护理级别、皮肤、VTE、跌倒高危写措施、抗凝药写观察）、打印体温单、血糖单、ADL，出院指导。完善出院随访
8. 整理病历顺序

第四节　患者宣教手册

适用对象

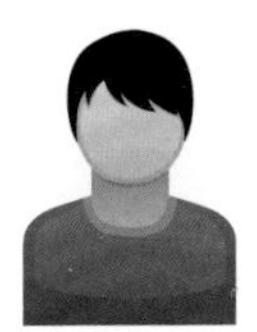

- 多节段颈脊髓压迫造成的颈脊髓病和（或）神经根病
- 颈椎疾病伴发育性颈椎管狭窄
- 颈椎后路手术失败后翻修

术式：颈后路减压（植骨、融合）术

诊断依据

病史：单侧或双侧神经根损伤的症状和（或）脊髓压迫的临床症状

体征：单侧或双侧神经根损伤的阳性体征和（或）脊髓压迫的阳性体征

一、术前准备（入院第 1~3 天）

1. 入院准备：为保证患者住院期间的生活需要，请您关注入院须知及备齐入院所需用品（具体扫描二维码）（图 7.1）；还请您准备好平常内科用药的清单（包括降压药、降糖药、胰岛素笔、降脂药等，应包括药物的名称、服用方法和剂量）。若您术前服用阿司匹林、波立维、华法林、利血平或降压 0 号等药物，需要停用 3~7 天并更换相应替代药物。入院后根据具体病情医生会调整用药。

图 7.1

2. 术前检查：为了保证手术安全，您将接受的常规检查包括抽血化验（包括血常规、生化、凝血等指标）、心电图、脊柱 X 线、脊柱 CT、脊柱 MRI、骨密度等，医生还可能会根据您的个人情况增加其他必要的检查，这些检查能够帮助手术医生及麻醉医生更详细了解您的病情、判断有无手术禁忌证及判断手术的责任节段，以便于更加安全、精准地制订您的治疗方案。

3. 加强营养：良好的营养状况有利于术后伤口的愈合并能减少并发症的风险。建议您加强营养，保证蔬菜水果的种类丰富，促进消化，同时适当增加肉蛋奶类优质蛋白质的摄入。入院时护士会对您的营养状况做出初步评估，如果您的营养状况欠佳，我院专业的营养科医生会根据检查结果和营养评分为您添加补充剂。

4. 血糖控制：血糖控制不佳会影响手术伤口的愈合，严重的会造成伤口甚至深部创口感染。建议患者自测血糖，空腹血糖控制在 5.6~10 mmol/L，随机血糖控制在 11.1 mmol/L 以内，防止伤口甚至深部创口感染，以及糖尿病相关并发症。

5. 颈托及皮肤准备：术前自行准备颈托（图 7.2），带入手术室。为保证手术视野清晰，会有专人在手术前为您剃头。

6. 手术签字：待您的术前检查完善后，手术医生会在术前 1~2 天向您及家属交代病情并完善术前签字等手续，术前谈话主要内容包括：入院检查结果、患者下一步治疗方案、手术日期、手术风险、注意事项、手术预期、护工安排、术后康复等。如果您和家属还有任何疑问可以随时向医生提出。

7. 术前功能锻炼：术前的功能锻炼有助于加快您术后的康

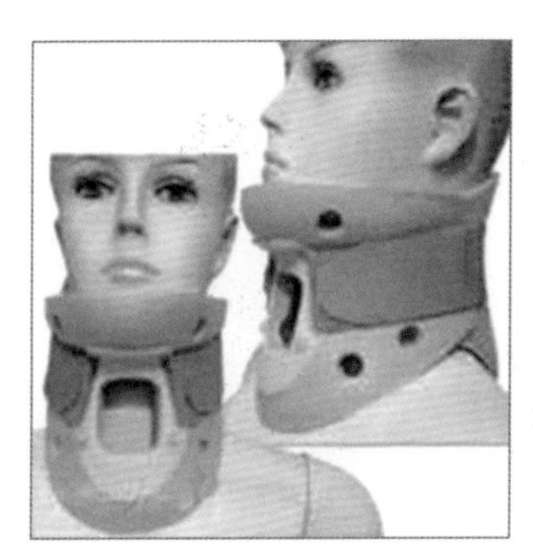

图 7.2

复，我们会请我院康复科医师指导您住院期间的功能锻炼。

- 踝泵练习（图 7.3）：仰卧位，双腿伸直，向上勾脚尖，坚持 2~6 s，脚尖向下绷，坚持 2~6 s。每组 10~20 个，每天 3 组，根据个人情况，可适当增减。
- 颈部后缩训练（图 7.4）：患者坐位或站立位，双眼平视前方颈部平行向后延伸。坚持 2~6 s，每组 10~20 个，每天 3 组。

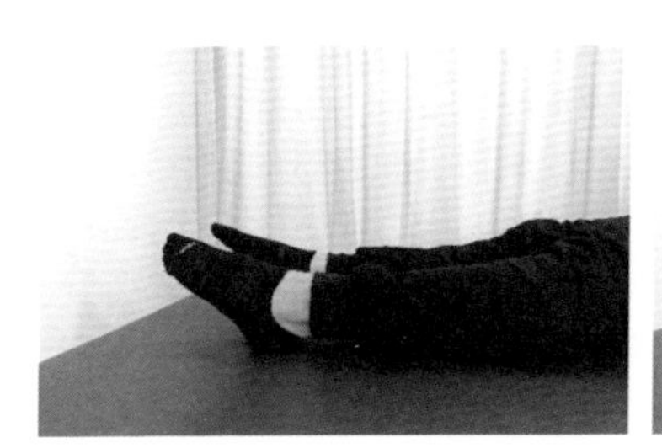

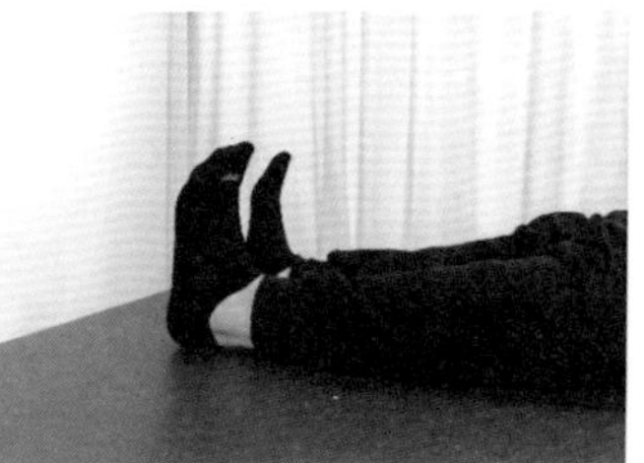

图 7.3

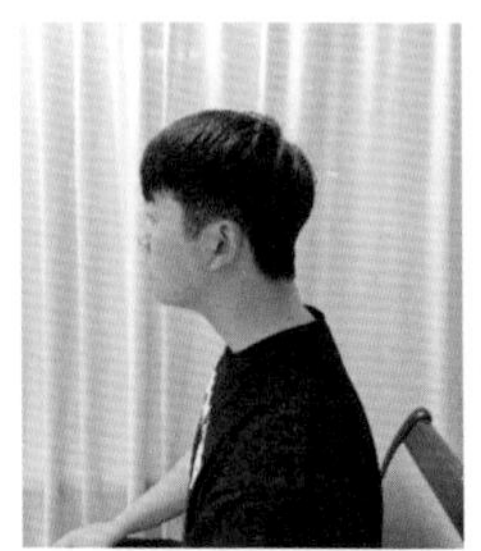
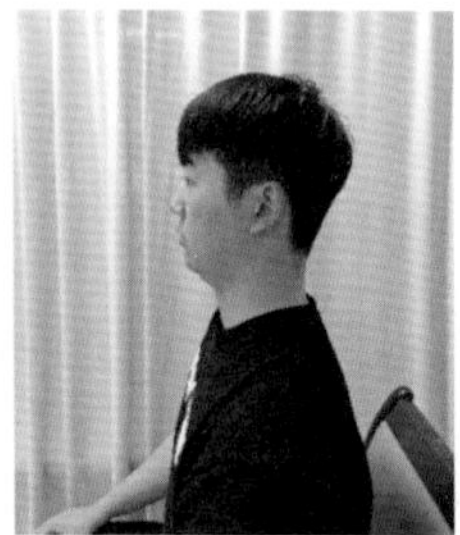
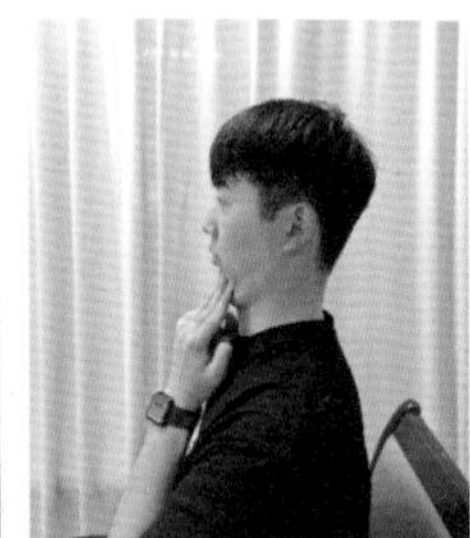

图 7.4

二、手术日（入院第 3~5 天）

1. 饮食安排：手术前一天晚上 24:00 之后禁食，手术当天早上 6:00 之前可饮水，并饮用一瓶“术能（355 mL）”。如果您的手术安排在下午，手术当天上午 10:00 前可以饮水，并再次饮用一瓶“术能（355 mL）”。

2. 术前准备：第一台手术早上 8:30 左右由专人推床送您进入手术室，此前请您需要更换统一病号服并排空膀胱，摘除饰品及假牙，保存好个人物品。

3. 术中情况：进入手术室后会由手术室护士为您扎静脉输液通路，麻醉医生负责您手术期间的全身、支持与监护，您只需配合麻醉医生，随后睡觉即可。麻醉苏醒后，您的口中会有气管插管，会有不适，不要用手拔，待您的情况允许后麻醉医生会为您拔管。此时您也会有想小便的感觉，这是因为您会带 1 根尿管。您也会感到颈部酸胀，这是正常现象，输液中会有止痛药，我们会根据您疼痛程度给予止痛药加量或换用更强效止痛药。随后您会被转到麻醉术后监护室，待您的情况允许后即可返回病房。您的颈后部一般会有 1 根引流管，这是为了帮助排出伤口中的积血，可能会对您造成不适，一般引流管会在术后 3 天内拔除，尿管在术后第 1 天拔除。

4. 返回病房： 术后即刻您在床上可以自由轴向翻身和活动四肢，可以垫枕头，我们会为您吸氧以及监护至次日晨。您可能会出现头晕恶心的症状，这与镇痛、镇静药物有关，我们会应用药物控制，您有任何不适都可以通知医生、护士。约术后 4 h 后，您能够完成自主咳嗽，没有呛咳时可以尝试饮水，并可以正常进食。术后 6 h，可佩戴颈托坐起，如无头晕或无力，可下地活动。首次下床活动一定呼叫护士或护工辅助，勿独自下床，预防跌倒。您在术后麻醉完全清醒后要注意观察四肢活动情况，术后肢体轻中度麻木属正常现象，但如果出现四肢力量显著下降、麻木持续加重，请随时联系您的主管医生，我们会对您进行相关检查，判断病情变化，并进行相应处理。

三、手术后（入院第 5~10 天）

1. 疼痛管理： 我们已有较完善的围手术期疼痛控制策略，如果您的疼痛影响到您的正常生活、睡眠、下地，您可以通知护士或医生，我们会根据情况为您调整止痛药。

2. 术后营养： 增加肉蛋奶类优质蛋白质和多种蔬菜水果的摄入，如果您出现便秘、腹胀等不适，我们可以为您开具促排便药物。

3. 康复锻炼： 返回病房后您可以在医生指导下开始进行锻炼，术后当天即开始踝泵练习、勾脚直腿抬高练习、行走锻炼、手部灵活性训练等，针对康复锻炼不佳患者由专门康复科医生指导锻炼（具体方法见前文术前功能锻炼）。

4. 颈椎后路手术特殊性： ①轴性疼痛：术后 5%~10% 的患者可能出现颈部、肩背部疼痛，临床上称为轴性疼痛，大部分患者在术后 1~3 个月逐渐恢复正常，个别患者疼痛会较为剧烈、持续时间较久，我们会根据您的情况采取药物及其他治疗；②第 5 颈椎（C5）神经根麻痹：术后 5%~10% 的患者可能出现 C5 神经麻痹，表现为术后三角肌和（或）肱二头肌无力，即肩关节外展和（或）屈肘力量减弱，大部分患者在术后 1~3 个月逐渐恢复正常，个别患者持续时间较久，我们会根据您的情况采取药物及其他康复治疗手段。

四、出院（入院第 5~10 天）

1. 出院带药：包括止痛、营养神经及相应的抗骨质疏松药物（合并骨质疏松患者）。

2. 伤口处理：2~3 天换药一次，一般换药至术后 2 周左右时间；如伤口为丝线间断缝合，术后 2 周门诊拆线，如为皮内缝合无须拆线。拆线后 3 天去除敷料，可以淋浴，避免浸泡伤口。

3. 颈托佩戴：佩戴颈托保护（卧床休息时可摘除颈托），要求患者术后起床活动时佩戴 3 个月。术后 3 个月内戒烟戒酒，避免长时间低头伏案、看手机等不健康的生活方式，避免跌倒及其他外伤。

4. 门诊复诊：

✓康复科门诊：术后 1 个月就诊，继续功能锻炼。

✓骨科门诊：术后 2 周，术后 3 个月、6 个月、12 个月、2 年患者本人来骨科门诊复查。

第八章

附录

颈椎 JOA 评分

1. 运动（8 分）	评分
A. 上肢运动功能（4 分） 自己不能持筷或勺进餐 能持勺，但不能持筷 虽手不灵活，但能持筷 能持筷及一般家务劳动，但手笨拙 正常	 0 1 2 3 4
B. 下肢运动功能（4 分） 不能行走 即使在平地行走也需用支持物 在平地行走可不用支持物，但上楼时需用 平地或上楼行走不用支持物，但下肢不灵活 正常	 0 1 2 3 4
2. 感觉（6 分）	
A. 上肢 有明显感觉障碍 有轻度感觉障碍或麻木 正常	 0 1 2
B. 下肢 有明显感觉障碍 有轻度感觉障碍或麻木 正常	 0 1 2
C. 躯干 有明显感觉障碍 有轻度感觉障碍或麻木 正常	 0 1 2
3. 膀胱功能（3 分）	
尿潴留 高度排尿困难，尿费力、尿失禁或淋漓 轻度排尿困难，尿频、尿踌躇 正常	0 1 2 3
总分	

说明：术后改善率 =［（术后评分 − 术前评分）/（17− 术前评分）］×100%
改善率还可对应于通常采用的疗效判定标准
改善率为 100% 时为治愈，＞ 60% 为显效，25%~60% 为有效，＜ 25% 为无效

腰痛 ODI 评分标准

姓名______ 性别____ 年龄____ 床号____ 患者住院号______ 日期______

项目顺序	观察项目	项目名称（项目名称下方的数字即为该项评分）						评分
		0	1	2	3	4	5	
1	腰痛腿痛程度	无任何疼痛	轻微疼痛	疼痛中等	严重疼痛	疼痛相当严重	疼痛异常严重	
2	个人生活料理情况	正常料理个人生活，不会增加任何疼痛	能够正常料理个人生活，但非常疼痛	料理个人生活时疼痛，动作缓慢且小心	需要一些帮助，但可完成绝大部分个人料理	绝大部分个人料理都需要帮助才能完成	不能穿衣，洗漱有困难，需要卧床	
3	提举重物情况	提举重物时不会增加疼痛	能够提举重物，但疼痛有些增加	由于疼痛，不能将重物从地上提起，但如位置合适，可提起放在桌上的重物	由于疼痛，不能将重物从地上提起，但如位置合适，可提起较轻物品	能提举起较轻物品	不能提举或携带任何物品	
4	行走状况	疼痛不影响行走	由于疼痛，行走不超过2000 m	由于疼痛，行走不超过1000 m	由于疼痛，行走不超过100 m	只能借助拐杖或腋杖行走	大多数时间卧床，只能爬行去厕所	
5	坐立状况	可以坐在任何座椅上，时间不受限制	能够坐在合适的座椅上，时间不受限	由于疼痛，坐立不能超过1 h	由于疼痛，坐立不超过半小时	由于疼痛，坐立不超过10 min	由于疼痛，根本不能坐立	
6	站立状况	能长时间站立，不会加重疼痛	能长时间站立，但会加重疼痛	由于疼痛，站立不能超过1 h	由于疼痛，站立不超过半小时	由于疼痛，站立不超过10 min	由于疼痛，根本不能站立	

续表

项目顺序	观察项目	项目名称（项目名称下方的数字即为该项评分）						评分
		0	1	2	3	4	5	
7	睡眠状况	睡眠从来不受疼痛困扰	偶尔因疼痛影响睡眠	因疼痛，每天睡眠不到 6 h	因疼痛，每天睡眠不到 4 h	因疼痛，每天睡眠不到 2 h	因疼痛，根本无法入睡	
8	性生活状况	性生活完全正常，疼痛不会增加	性生活正常，但疼痛会有所增加	性生活基本正常，但会引起严重疼痛	疼痛严重影响性生活	由于疼痛，几乎没有性生活	由于疼痛，完全没有性生活	
9	社会生活状况	社会生活完全正常，不会增加疼痛	生活正常，但疼痛会有所加重	疼痛对社会生活影响不大，但会限制大体力运动	疼痛对社会生活有影响，基本不出家门	由于疼痛，只能在家中进行社会生活	由于疼痛，没有任何社会生活	
10	旅行状况	可以旅行，不伴疼痛	可到任何地方旅行，但会有些疼痛	疼痛较重，但可应付 2 h 以上旅行	由于疼痛，旅行不超过 1 h	由于疼痛，旅行不超过半小时	由于疼痛，不能旅行	
总分 =（所得分数 /5 × 回答的问题数）× 100%								

备注：Oswestry 功能障碍指数问卷表（ODI）由 10 个问题组成，包括疼痛的强度、生活自理、提物、步行、坐位、站立、干扰睡眠、性生活、社会生活、旅游等 10 个方面的情况。每个问题 6 个选项，每个问题的最高得分为 5 分，选择第一个选项得分为 0 分，依次选择最后一个选项得分为 5 分。假如有 10 个问题都做了问答，记分方法是：实际得分 /50（最高可能得分）× 100%。假如有一个问题没有回答，则记分方法是：实际得分 /45（最高可能得分）× 100%，评分越高表明功能障碍越严重

2002 营养风险筛查表（NRS2002）

项目	评分
疾病营养需要程度评分	
正常营养需要量：对营养需求没有过多影响	0
营养需要量轻度提高：慢性疾病因并发症而住院，虚弱但无须卧床；蛋白质需要量略增加，可通过口服补充。骨盆骨折或者慢性疾病有急性并发症如慢性阻塞性肺疾病、肝硬化；或者长期血液透析、糖尿病、一般恶性肿瘤等	1
营养需要量中度增加：需要卧床，蛋白质需要量相应增加，多数可通过人工营养恢复。如腹部大手术、卒中、重症肺炎、血液系统肿瘤等	2
营养需要量明显增加：蛋白质需要量增加且不能被人工营养支持弥补，但是通过人工营养可使蛋白质分解和氮丢失明显减少。如颅脑损伤、骨髓抑制、靠机械通气、APACHE > 10 分的 ICU 患者等	3
营养受损评分（以下 3 项评分中选最大值）	
（1）身体质量指数（BMI）______ kg/m^2 BMI ≥ 20.5（0 分）；18.5 < BMI < 20.5（2 分）；BMI ≤ 18.5 伴一般情况差（3 分）	
（2）近期（1~3 个月）体重是否下降？ 若是体重下降（kg）：3 个月内体重下降 > 5% 或 6 个月内体重下降 > 10%（1 分）；2 个月内体重下降 > 5%（2 分）；1 个月内体重下降 > 5%（3 分）	
（3）一周内进食量较正常情况是否减少？ 如果是，较从前减少：25%~50%（1 分）；50%~75%（2 分）；75%~100%（3 分）	
评分：0 分没有受损，1 分轻度受损，2 分中度受损，3 分重度受损 年龄 > 70 岁加算 1 分	

备注：APACHE，急性生理学与慢性健康状况评分

总分 = 疾病营养需要程度评分 + 营养受损评分 + 年龄矫正评分

评分 ≥ 3 分，患者有营养风险，应开始实施营养治疗计划

评分 < 3 分，对住院患者重复筛查，每周 1 次

简易营养风险筛查（MNA-SF）

A	过去 3 个月内有没有因为食欲不振、消化问题、咀嚼或吞咽困难而减少食量？ 食量严重减少（0 分）；食量中度减少（1 分）；食量没有改变（2 分）
B	过去 3 个月内体重下降的情况 体重下降＞ 3 kg（0 分）；不知道（1 分）；体重下降 1~3 kg（2 分）；体重没有下降（3 分）
C	活动能力 需长期卧床或坐轮椅（0 分）；可以下床或离开轮椅，但不能外出（1 分）；可以外出（2 分）
D	过去 3 个月内有没有受到心理创伤或患上急性疾病？ 有（0 分）；没有（2 分）
E	精神心理 严重痴呆或抑郁（0 分）；轻度痴呆（1 分）；没有精神心理问题（2 分）
F1	BMI（kg/m^2） BMI ＜ 19（0 分）；BMI 19~20（1 分）；BMI 21~22（2 分）；BMI ≥ 23（3 分） 如不能取得 BMI，请以问题 F2 代替 F1。如已完成问题 F1，请不要回答问题 F2
F2	小腿围（cc）（cm） cc ＜ 31（0 分）；cc ≥ 31（＝分）
总分共 14 分 评价标准：12~14 分为正常营养状况；8~11 分为有营养不良的风险；0~7 分为营养不良	

医院焦虑抑郁（HAD）量表

D 代表抑郁，A 代表焦虑，每个项目均为 4 级评分
总分 0~7 分代表无抑郁或焦虑
总分 8~10 分代表可能或“临界”抑郁或焦虑
总分 11~20 分代表可能有明显抑郁或焦虑
单号题目评分相加为焦虑评分，双号题目评分相加为抑郁评分
各条目计分方式：0 分、1 分、2 分、3 分

1. 我感觉紧张（或痛苦）
□根本没有 □有时 □大多数时候 □几乎所有时候

2. 我对以往感兴趣的事情还是感兴趣
□肯定一样 □不像以往那样多 □只有一点儿 □基本上没有

3. 我感到有点害怕，好像预感到有什么可怕的事情要发生
□根本没有 □有一点，但并不使我苦恼 □是的，但并不太严重
□非常肯定和十分严重

4. 我能够哈哈大笑，并看到事物有趣的一面
□我经常这样 □现在已经不大这样了 □现在肯定是不太多了
□根本没有

5. 我心中充满烦恼
□偶然如此 □时时，但并不经常 □常常如此 □大多数时间

6. 我感到愉快
□大多数时间 □有时 □并不经常这样 □根本没有

7. 我能够安闲而轻松地坐着
□肯定 □经常 □并不经常 □根本没有

8. 我对自己的仪容（打扮自己）失去兴趣
□我仍像以往一样关心 □我可能不是非常关心
□并不像我应该做到的那样关心 □肯定

9. 我有点坐立不安，好像感到非要活动不可
□根本没有 □并不很多 □是不少 □确实非常多

10. 我对一切都是乐观地向前看
□差不多是这样做的 □并不完全是这样做的 □很少这样做
□几乎从来不这样做

11. 我突然有恐慌感
□根本没有 □并非经常 □时常 □确实很经常

续表

12. 我好像感到情绪在渐渐低落 □根本没有　□有时　□很经常　□几乎所有的时间
13. 我感到有点害怕，好像某个内脏器官变坏了 □根本没有　□有时　□很经常　□非常经常
14. 我能欣赏一本好书或一项好的广播或电视节目 □常常　□有时　□并非经常　□很少

首都医科大学附属北京友谊医院住院患者跌倒 / 坠床风险评估表

科室______　床号______　姓名__________　评估日期______________

	评估内容	评估标准	评分
跌倒或坠床（20）	神经精神状况（3分）	嗜睡（2分） 意识模糊或躁动或谵妄或痴呆（3分） 昏睡或昏迷（1分）	
	活动情况（4分）	仅能床上活动（2分） 行走需要帮助或使用辅助工具或步态不稳或站立时平衡障碍（4分）	
	年龄因素（2分）	＞60岁（2分） ＜12岁（2分）	
	疾病因素（3分） 低血压（包括体位性低血压）、眩晕症、帕金森综合征、癫痫发作、贫血、短暂性脑缺血发作（TIA）、严重营养不良	患有任意一种疾病或一种以上疾病（3分）	
	药物因素（3分） 麻醉药物；抗组胺类药物；缓泻剂或导泻药物；利尿剂；降压药；降糖药物；抗惊厥药物；抗抑郁药物；镇静催眠药物	使用任意一类药物（1分） 使用任意两类药物（2分）	
	感觉功能（3分）	单眼或双眼矫正视力＜0.3（1分） 单盲或视野缺损（2分） 双盲（3分）	
	跌倒史（2分）	入院前3个月内有跌倒史（2分）	
合计得分			

续表

根据得分拟定护理措施	□加强巡视　□外出检查使用轮椅　□使用床档 □病房设施安排合理　□健康教育预防跌倒相关知识 □严格交接班　□护士长检查督促护理措施的落实 □对潜在问题提出注意事项

分数高表示危机增加：3~8 分轻度危机；9~14 分中度危机；15~20 分高度危机
神经精神状况：主要指患者不同程度的意识障碍或存在认知障碍如痴呆等
活动情况：主要指患者自主活动能力和平衡功能
年龄因素
疾病因素：主要指某些疾病患者易发生跌倒或坠床，这些疾病包括低血压（包含体位性低血压）、眩晕症、帕金森综合征、癫痫发作、贫血、短暂性脑缺血发作（TIA）、严重营养不良等
药物因素：主要指患者使用某些药物易发生跌倒或坠床
感觉功能：主要指患者的视觉功能缺陷情况
跌倒史：指患者入院前 3 个月内曾经有跌倒或坠床的经历
特别提醒：磺胺类药物过敏者禁用塞来昔布